中药现代化研究系列

从整体角度研究化橘红治疗呼吸疾病的作用机制

苏薇薇　李泮霖　吴　灏　曾继吾　彭　维　著

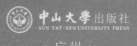
中山大学出版社
SUN YAT-SEN UNIVERSITY PRESS
·广州·

图书在版编目（CIP）数据

从整体角度研究化橘红治疗呼吸疾病的作用机制/苏薇薇，李泮霖，吴灏，曾继吾，彭维著．—广州：中山大学出版社，2023.3
（中药现代化研究系列）
ISBN 978 - 7 - 306 - 07756 - 1

Ⅰ．①从…　Ⅱ．①苏…　②李…　③吴…　④曾…　⑤彭…　Ⅲ．①呼吸系统疾病—中药疗法—研究　Ⅳ．①R282.71

中国国家版本馆 CIP 数据核字（2023）第 043086 号

出 版 人：王天琪
策划编辑：曾育林
责任编辑：曾育林
封面设计：曾　斌
责任校对：梁嘉璐
责任技编：靳晓虹
出版发行：中山大学出版社
电　　话：编辑部 020 - 84113349，84110776，84111997，84110779，84110283
　　　　　发行部 020 - 84111998，84111981，84111160
地　　址：广州市新港西路 135 号
邮　　编：510275　　传　　真：020 - 84036565
网　　址：http：//www．zsup．com．cn　E-mail：zdcbs@ mail．sysu．edu．cn
印 刷 者：广州市友盛彩印有限公司
规　　格：787mm×1092mm　1/16　7.5 印张　200 千字
版次印次：2023 年 3 月第 1 版　2023 年 3 月第 1 次印刷
定　　价：48.00 元

《从整体角度研究化橘红治疗
呼吸疾病的作用机制》 著者

苏薇薇　李泮霖　吴　灏　曾继吾　彭　维

内 容 提 要

本书是有关南药化橘红的原创性研究成果。

全书主要研究内容：①系统阐明了化橘红化学物质基础及不同基源、不同药用部位成分的异同，为合理利用药材资源提供了依据；②构建了呼吸疾病化学基因组学数据库，为呼吸疾病的相关研究提供了一个综合平台，可以用于药物靶点预测、作用通路机制分析、小分子药物设计筛选等多方面的辅助研究；③利用 HTDocking 分析工具，对化橘红主要活性成分的作用靶点进行预测及信号通路分析，构建成分－靶点－信号通路网络图，从整体上探讨化橘红的作用机制及多成分、多靶点间的关联；④利用 iTRAQ 蛋白质组学技术，阐明了化橘红在蛋白水平上的整体调控作用，同时也是对预测结果的验证。本书为化橘红的临床应用及相关疾病的治疗提供了依据。

本研究获得组建悦康药业－中山大学药物研究开发联合实验室、"十四五"广东省农业科技创新十大主攻方向"揭榜挂帅"项目（No. 2022SDZG07）的资助。

目　录

第一章　引　言 ……………………………………………………………… 1

　　一、化橘红研究进展 …………………………………………………… 3

　　二、网络药理学研究进展 ……………………………………………… 4

　　三、基于 iTRAQ 技术的蛋白质组学在中药研究中的应用 …………… 8

　　四、本书主要研究内容 ………………………………………………… 8

第二章　化橘红整体化学成分及不同基源、不同药用部位成分异同的系统
　　　　分析 …………………………………………………………………11

第三章　呼吸疾病化学基因组学数据库的构建 …………………………… 31

第四章　化橘红治疗呼吸疾病的作用靶点预测及分析 …………………… 47

第五章　基于 iTRAQ 技术的化橘红作用机制蛋白质组学研究 ………… 57

第六章　全书总结 ………………………………………………………… 91

　　一、化橘红整体化学成分及不同基源、不同药用部位成分异同的系统
　　　　分析 ………………………………………………………………… 93

　　二、呼吸疾病化学基因组学数据库的构建 ………………………… 93

　　三、化橘红治疗呼吸疾病多成分、多靶点作用机制的预测分析 ……… 93

　　四、阐明化橘红在蛋白水平上的整体调控作用，同时对预测结果的
　　　　验证 …………………………………………………………………… 94

　　五、本书主要创新点 …………………………………………………… 94

附录　本书缩略词 ………………………………………………………… 95

参考文献 …………………………………………………………………… 97

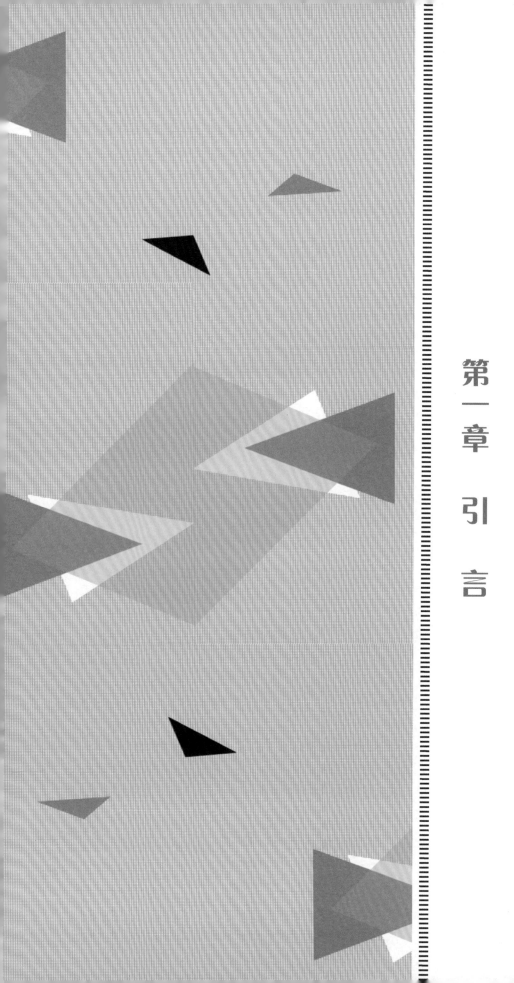

第一章 引 言

一、化橘红研究进展

化橘红是岭南道地药材，也是广东省化州市的地理标志产品。其应用历史悠久，在历代本草文献及历版药典中均有记载，目前收载于《中华人民共和国药典》（以下简称《中国药典》）2020年版一部，用于治疗咳嗽痰多、食积伤酒、呕恶痞闷等症[1]。

1. 生药学研究

《中国药典》2020年版一部规定，化橘红为化州柚 *Citrus grandis* 'Tomentosa' 或柚 *Citrus grandis*（L.）Osbeck 的未成熟或近成熟的干燥外层果皮，属于多基源药材。中药材在发展变迁中产生了多基源现象，对扩大药源、满足制药工业需要、保障临床用药起到一定的作用，但同时却容易导致药材品种混乱、质量监控困难等问题的产生，影响药材质量的安全性、有效性。

本团队对化橘红在古籍中的记载及其发展沿革进行考证后认为，化橘红最初的来源应为化州柚[2]。直至近代由于化州柚植物数量减少，为保证药材供应才将柚皮也作为化橘红使用，因此柚是化州柚匮乏时的替代品。近年来，随着化州当地化州柚良好农业规范（good agricultural practice，GAP）种植的发展，化州柚的种植面积快速扩大、产量也已大大提高。化州柚也已实施地理标志产品保护，在化橘红药材销售市场中已占有很大比例。

由于柚来源广泛、价格低廉，柚基源的化橘红药材在使用中仍占有一定比例。但是用柚替代化州柚入药的科学性，历来受到广泛的质疑和争议[2-3]。研究表明，化州柚中总黄酮含量及主要活性成分柚皮苷、野漆树苷含量均高于柚[4-6]，其化痰和抗炎药效作用也明显强于后者[7]。

除了药材基源混乱外，化橘红药材实际使用的药用部位也与《中国药典》标准不一致。根据现今化橘红的市场现状调查及民间用药习惯，化州柚普遍使用其干燥、未成熟幼果入药；而柚多是作为水果除去可食用部分后，取剩余的果皮入药；与《中国药典》中都取用外果皮的描述不符。为此，本团队牵头制订了化橘红胎（化橘红珠）质量标准，已列为广东省中药材标准。

2. 化学成分研究

化橘红中所含化学成分主要为黄酮类、香豆素类、挥发油类和多糖类。黄酮类成分是化橘红止咳、化痰和平喘的主要活性物质[8]，主要包括柚皮苷、野漆树苷、枳属苷及橙皮苷[9]。指纹谱效学研究表明，柚皮苷为最主要的活性成分[10-11]。香豆素类主要包括橙皮内酯水合物、异欧前胡素、佛手内酯等[12]。文献[13]采用气相色谱－质谱联用（GC-MS）（简称气质联用）在化橘红幼果中分析得到28种挥发油成分，其中主要为柠檬烯、β－月桂烯、α－蒎烯、大根香叶烯 D 等单萜和倍半萜类成分。化橘红中多糖类成分主要为 D－木糖、D－葡萄糖、D－半乳糖、L－阿拉伯糖、D－甘露糖等[14]。基于化学成分信息，目前已建立了 21 个共有峰的化橘红 UPLC 指纹图谱[15]；也有研究以柚皮苷为内标，建立了测定化橘红提取物中野漆树苷等 6 个黄酮成分含量的一测多评法[16]，从整体上对化橘红药材质量进行评价。

3. 药理作用及机制研究

本团队前期研究结果表明，化橘红总黄酮及其主要成分柚皮苷均具有显著的止咳平喘、化痰和抗炎作用[17]。在止咳作用方面，柚皮苷对生理状态下、慢性气道炎症等病理状态下，以及神经源性炎症诱发的咳嗽都具有明显的抑制作用。柚皮苷对慢性烟熏所致的慢性支气管炎豚鼠能够降低气道高反应性、降低对辣椒素的咳嗽敏感性，且其作用与临床常用的外周镇咳药物左羟丙哌嗪和莫吉斯坦相当[18]。其作用机制与抑制肺组织 P 物质含量及 NK－1 受体表达增加、抑制肺组织中性肽链内切酶（NEP）活性下降有关[19]。更重要的是，柚皮苷不具有中枢镇咳性，其镇咳作用不依赖于 C 纤维神经肽的释放、不通过开放 ATP-K$^+$ 离子通道，而是与外周快适应受体 RARs 的放电有关[8]。对小鼠中枢神经系统、犬心血管系统及呼吸系统均无不良影响[20-21]。

在化痰作用方面，柚皮苷及其主要代谢物柚皮素可在促进痰液稀释、增强气道纤毛的转运功能、抑制黏蛋白分泌等多个环节产生作用，产生化痰的效果。柚皮素促进小鼠气道酚红排泌、促进家鸽气道纤毛转运、抑制脂多糖诱导的体外大鼠气管组织黏蛋白分泌[11,22]，具有显著的化痰作用。柚皮苷能显著抑制脂多糖诱导的犬气管中痰液分泌增多及固形物含量增加[23]，对脂多糖诱导的急性肺损伤小鼠肺泡灌洗液中黏蛋白 MUC5AC 含量增多和气道中杯状细胞增生也具有明显的抑制作用[23]。其机制可能与抑制 MAPKs-AP－1 和 IKKs-IkB-NF-κB 通路的协同作用相关[24]。

柚皮苷抗炎作用结果表明，柚皮苷对急性、慢性呼吸系统炎症均有明显的抑制作用，同时还能促进炎症的消退。柚皮苷对脂多糖、百草枯诱导的小鼠和犬急性肺部炎症具有明显抑制作用[23,25-26]，还可抑制百草枯诱导的小鼠肺纤维化[26]；对慢性烟熏引起的大鼠和豚鼠呼吸系统炎症也具有很好的治疗效果，同时也可促进炎症消退[18,27]；其抗炎机制可能与 NF-κB 和 MAPK 通路相关[28]。多种呼吸系统疾病均伴随咳嗽和咯痰的症状，与呼吸系统炎症产生多种刺激密切相关[17]，因此化橘红在治疗呼吸系统疾病方面有很大的潜力。其主要活性成分柚皮苷还具有抑菌[29]、抗氧化[30]、抗溃疡[31]、抗动脉粥样硬化[32]、抗肿瘤[33]等多种生物活性，同时体内吸收及代谢途径清楚、安全性佳[34]，具有良好的开发前景。

二、网络药理学研究进展

人的正常生理活动依赖于约 25000 个基因参与的多种相互关联的网络，因此其导致疾病产生的因素也非常复杂，单靶标、单成分的治疗方法逐渐显现出局限性[35]。在后基因组时代，生物医学研究逐渐形成了一种整体观的新思路：系统研究参与细胞生命活动的所有分子及其相互作用，使细胞内复杂机能及细胞间相互联系的机制得以阐明，对生物学和疾病的基本原理产生新的认知。

网络药理学（network pharmacology）或系统药理学就是在这种新思路下发展起来的新的研究方法。它认为药物是作用于多个靶点，并通过多个靶点间的相互作用达到增效减毒的作用[36-37]。因此，其基本方法是利用现有的数理方法整合多类型数据，将研究对象置于各层次网络中进行综合预测和分析。

2007 年 Yildirim 等[38]应用网络生物学的概念，对从 DrugBank 和人类在线孟德尔遗传（Online Mendelian Inheritance in Man，OMIM）数据库中搜集到的药物、基因和蛋白相互作用数据进行集成分析。根据药物靶点在细胞网络中的属性，发现多数药物并不直接作用于其疾病相关的蛋白，而是通过间接调节发挥作用。同年，Andrew L. Hopkins[36]在此基础上提出了网络药理学的概念。将化学基因组学和系统生物学有机结合，将药物–靶点作用网络放在生物系统网络中进行研究，解释药物疗效和毒性的作用机理。

网络药理学从相互联系的角度研究问题，恰恰与中药的核心思想不谋而合。其自提出以来，广泛受到中药研究者的关注，在多个方面的中药研究中已积累了许多经验。

1. 预测中药作用靶点

尽可能完整地获取中药的化学成分及其作用靶点信息，是网络药理学分析的第一步。中药化学信息一般采用高分辨质谱分析，或搜索在线中药化学成分数据库获得，如中医药综合数据库（Traditional Chinese Medicines Integrated Database，TC-MID)[39]、Herb BioMap 数据库[40]等。获取化学信息后，利用计算机虚拟筛选对各成分的蛋白靶点进行预测，采用不同的计算方法，目前已形成了多个成熟的网络分析平台。例如，通过整合化合物结构相似性和蛋白质–蛋白质相互作用而构建的 drugCIPHER 网络模型[40]、基于分子对接技术构建的 AlzPlatform 化学基因组学平台[41]、基于文本挖掘构建的 TCMID[39]等。此外，常用的还有反向药效团识别及分子动力学模拟等靶点预测方法[42]。

2. 预测与辨识中药活性成分群

根据计算所得的化学成分和靶点信息，通过构建化学成分–作用靶点网络，能有效地对中药活性成分群进行分析和预测。文献[40]通过对葛根芩连汤已知化学成分的靶点进行预测、并与美国食品药物管理局（FDA）批准的糖尿病药物的靶点进行聚类分析，推测出了 19 种主要活性成分，并在细胞实验上得到了验证。

另外，多数研究在建立成分–靶点网络时仅利用化学成分的定性分析结果，而没有考虑含量的影响。文献[43]在定性鉴别活性成分群的基础上，增加化学成分含量的指标，建立了量化成分－靶点网络（content-weighted ingredient-target network）。以血塞通注射液为研究对象，利用各成分的靶点在网络中的拓扑关系及各成分含量计算成分加权指数（composition-weighted index），用来对各成分的药效贡献进行综合评价。结果表明三七皂苷 R_1 和人参皂苷 Rg_1、Rb_1、Rd、Re 为血塞通中的主要活性成分，该结果也在大鼠心肌梗塞模型上得到了验证。

3. 阐明中药作用机制

与西药单成分单靶点的作用机制不同，中药或许对单个靶点的作用较弱，但可通过网络交互作用协同抑制整体病理过程，从维持机体平衡方面发挥独特的治疗作用[44]。通过建立化学成分－靶点－信号通路－疾病多层次网络模型，可同时考察中药对多种信号通路的调节作用，系统揭示中药核心分子靶点和药效生物网络，解释其分子作用机制[45]。文献[46]通过分子对接及网络分析，阐明了热毒宁注射液治疗上呼吸道感染的主要活性化合物、作用靶点及多方面的药理作用机制，包括抑制病毒复制、直接作用于呼吸道病毒生命周期调节的关键蛋白、间接调节宿主免疫系统等。

网络药理学分析结果是由计算机模拟分析而得出，其准确性往往会受质疑，因此需要结合动物实验对计算结果进行验证，为说明结果的可靠性提供依据。文献[47]通过建立血栓疾病相关化学基因组学数据库，计算分析得出血栓通胶囊作用于凝血系统的相关靶点及机制，同时利用大鼠弥散性血管内凝血模型进行验证，结果表明血栓通可以显著改善凝血系统的激活，与计算结果一致性高。此外，银丹心脑通的网络药理学分析结果表明，其可通过血管内皮保护、降脂、抗炎、抗氧化等作用协同起效，这些分析结果也在大鼠动脉粥样硬化模型上得到了验证[48]。

4. 科学解释中药组方规律

君臣佐使是中药方剂配伍的基本原则。现有的研究大多根据活性成分及有效靶点与药材的关联度来对组方规律进行解释，占有活性成分及靶点越多的药材，在处方中地位越重要，反之亦然。文献[49]通过计算得出了郁金方中 58 种活性成分及其相关的 32 个蛋白靶点，通过化合物－靶点－疾病网络分析，发现在 9 种最重要的活性成分中，7 种来源于郁金，由此体现出郁金的君药地位；栀子潜在作用靶点仅次于郁金，说明其与郁金的协同作用，增强药效发挥；麝香和冰片计算所得的靶点数较少，提示这二者可能不直接作用于病症，而是具有减少郁金、栀子的毒副作用，或者具有促进主要活性成分在靶器官分布的功效。文献[50]通过网络分析，发现丹参和三七化学成分的中心性、接近中心性、拓扑系数、最短路径等参数数值很少相同，具有不同的作用机制，但又可协同增强药效作用，对二者作为经典药对的科学性进行了解释。

此外，也有研究构建新的评价指标，用以考察药材在处方中的重要性。文献[51]建立急性心肌缺血疾病的机体干扰网络（acute myocardial ischemia specific organism disturbed network，AMI-ODN），提出了网络恢复指数（network recovery index for organism disturbed network，NRI-ODN），即网络从被扰乱的状态恢复到正常状态的能力，并应用于芪参益气方中各药材抗心肌缺血治疗作用的评价。

5. 发现中药新的适应证

基于中药的化学成分可通过相互关联的信号通路影响多种疾病相关靶点的假设，通过构建药物－靶点－信号通路－疾病网络模型，可对中药可能的新适应证进行推测[46,52]。例如，郁金方被发现除了对心脑血管疾病有很好的疗效外，还可能对肿瘤及营养代谢性疾病具有改善作用[49]；热毒宁注射液除了抗流感作用外，还可用于肺结核、糖尿病、肿瘤、心血管疾病及免疫系统疾病的临床治疗[18]；抗阿尔茨海默病（Alzheimer's disease，AD）中药成分除了作用于 FDA 药物的经典作用靶点，也同时作用于一些与炎症、癌症、糖尿病等其他疾病高度关联的靶点，不仅体现了疾病的复杂性，也提供了新的治病思路[53]。

6. 发现新的活性化合物

中药作为临床经验的总结，药效作用明确，从中草药中发现新的多靶点药物具有良好的发展前景[54]。目前通过整合多种类型数据，同时集成口服生物利用度筛选、ADME 特性分析［即药物在物体内的吸收（absorption，A）、分布（distribution，D）、代谢（metabolism，M）和排泄（excretion，E）的时间规律］、药效模式识别、靶点预测、网络分析等工具[55]，建立了多种网络药理学数据库及分析平台，对加速生物活性天然产物的发现和评价有重要意义。文献[56]通过对 197201 种天然化合物进行主成分分析，发现这些化合物与 FDA 批准药物在化学结构上重合度很高，显示出天然化合物发展成为先导化合物的巨大潜能。同时，将所收集的天然化合物与 332 个 FDA 批准药物的蛋白靶点进行分子对接及成药性分析，得到 10 种最具潜能的化合物。心血管疾病也是网络药理学研究的热门方向，文献[57]构建了心血管疾病草药数据库（cardiovascular disease herbal database，CVDHD，http：//pkuxxj. pku. edu. cn/），包含 35230 个化合物及其分子性质，与 2395 个蛋白靶点的分子对接结果及其与相关疾病、通路、生物指标的关联分析，为治疗心血管疾病的中草药的作用机制研究及新药研发提供了平台。

网络药理学也已应用于从天然产物中发现新的先导化合物中。文献[58]利用网络药理学和比较蛋白组学，以熊去氧胆酸为先导化合物合成了抗癌单体 U12；动物实验结果证实 U12 抗癌活性优于熊去氧胆酸，同时其副作用比氟尿嘧啶小。

7. 与组学技术相结合应用

随着组学技术飞速发展，蛋白组学[59]、代谢组学[60]、基因芯片[61-62]等方法与网络药理学的结合应用逐渐增多。采用组学技术获得造模及药物干预前后实验动物的生物效应谱，从中筛选出关键靶点和通路，与网络模型相互参考，从而对中药的活性成分及作用机制进行阐释。文献[63]利用分子对接、通路富集分析、网络分析等方法，结合代谢组学、血清药物化学、组织病理学、免疫组化实验结果，阐明了大黄用于治疗肾纤维化的活性成分和分子作用机制。

三、基于 iTRAQ 技术的蛋白质组学在中药研究中的应用

蛋白质组是细胞内全部蛋白的集合体，包括基因组表达的蛋白质以及各种形式修饰后的蛋白质。iTRAQ（isobaric tags for relative and absolute quantitation）技术是美国 AB Sciex 公司于 2004 年提出的一种新的同位素标记技术[64]，为低丰度蛋白的定性定量提供了有效的方法。iTRAQ 技术可以同时对 4 种或 8 种样品进行相对和绝对定量，通过同位素标记准确地掌握差异表达蛋白的动态变化。相对于双向凝胶电泳（2DGE）、基质辅助激光解吸电离飞行时间质谱（MALDI-TOF）等传统的蛋白组学研究方法，重复性好、灵敏度高。iTRAQ 试剂由 4 种非多聚体等质量标记试剂组成，每一种试剂都包括 3 个组成部分，分别为报告基团、平衡基团和肽段反应基团。不同的报告基团与相应的平衡基团相搭配，保持总分子量为 145 Da。肽段反应基团可以与肽段的 N－端基团及赖氨酸侧链发生结合作用，将 iTRAQ 标签与肽段相连，因此所有酶解后的肽段均可以被标记。不同组的样品分别与不同的 iTRAQ 试剂结合后，混合进行测定。

iTRAQ 蛋白质组学技术为疾病的发病机理、疾病诊断分子标记，以及药物作用机制的阐明提供了解决途径，在中药研究的应用尚处于发轫阶段。文献[65]采用 iTRAQ 技术研究天麻对人神经 SH-SY5Y 细胞的调控，共检测得到 406 种差异表达蛋白，通过对差异蛋白及信号通路的分析，得出天麻对神经再生信号的级联放大作用可能与控制伴侣蛋白/蛋白酶降解相关。文献[66]通过对慢性阻塞性肺病（COPD）患者与正常人上皮内衬液进行 iTRAQ 蛋白组学测定，发现了 3 种可以作为疾病诊断指标的蛋白，分别为乳运铁蛋白（lactotransferrin）、高迁移率组蛋白 B_1（HMGB1）和丝氨酸蛋白酶抑制剂 A3（Serpin A3）。文献[67]利用 iTRAQ 分析牛磺酸、表没食子儿茶素没食子酸酯、染料木黄酮联用治疗四氯化碳诱导大鼠肝纤维化的作用机制，共检测出 89 种差异表达蛋白，通过对差异蛋白进行功能分类、蛋白相互作用分析及通路注释，提出了 3 种可能的作用机制：通过糖酵解途径调节肝细胞的能量代谢；通过清除活性氧，预防氧化应激对肝的损伤；减轻凝血通路的扰动。

四、本书主要研究内容

目前市场上的化橘红药材多存在基源混乱、药用部位与法定药材标准不一致的

问题。明确中药的化学物质基础是中药质量控制的前提，由于种类繁多、含量差异明显，中药化学成分分析面临着分离难度大、检测灵敏度低、分析时间长等难题。近几年发展起来的 UFLC-Triple TOF-MS/MS 技术，结合了超高效液相色谱高效的分离能力与高分辨质谱强大的化学鉴定功能，一次分析就可以得到大量信息，成为系统阐明中药化学物质基础的有力手段。本团队曾利用 UFLC-Triple TOF-MS/MS 技术，系统地阐明化橘红的化学物质基础；同时对不同基源、不同药用部位化橘红药材的化学成分进行详细分析和比较，为区分和规范化橘红药材基源及药用部位、完善化橘红质量评价标准提供了依据。

在中药作用机制的阐释方面，传统的中药活性成分及作用机制研究周期长、盲目性大[68]，同时忽略了成分间、靶点间的相互作用，不能充分体现中医药整体性的特点。寻找与中药整体观核心思想一致的研究方法，是系统阐明中药活性成分的作用机制过程中必须解决的关键问题。近年发展起来的网络药理学正是这样一种方法，它基于系统生物学理论，通过构建生物系统网络模型，从整体性、关联性的角度解释药物的作用机制，其核心思想与中药多成分、多靶点、系统调节的特点不谋而合。因此，将网络药理学引入中药研究领域，有助于解释中药的药效物质基础对机体的整体调控作用[69]，以及透彻了解中药治病的整体性和系统性。化橘红止咳、化痰、抗炎等多种药理作用已明确，对其作用机制也有了一些探讨，但仍缺乏对其多成分、多靶点、多途径作用机制的整体分析。本书结合网络药理学靶点筛选技术与 iTRAQ 蛋白质组学实验验证，通过构建呼吸疾病靶点数据库，预测化橘红潜在作用靶点；通过 iTRAQ 蛋白质组学检测，对预测结果进行验证，并联系前期各个研究结果，从整体角度探讨化橘红治疗呼吸疾病的复杂作用机制。为其临床应用提供理论支撑，也是对网络药理学应用于中药作用机制研究的有益探索。

（一）化橘红整体化学成分及不同基源、不同药用部位成分异同的系统分析

采用 UFLC-Triple TOF-MS/MS 技术，对化橘红中的化学成分进行系统在线分离和鉴定，共确证和指证了 48 个化合物。化橘红不同基源（化州柚和柚）、不同药用部位（幼果和皮）所含化学成分的种类没有区别，但含量却有明显的差异：化州柚中大部分黄酮、香豆素及柠檬苦素类成分的含量都远远高于柚，表明两种基源的药材质量差别较大；化州柚幼果的成分组成与果皮较相似，但其柚皮苷、柚皮素含量高于果皮，药材质量更佳。因此，建议法定药材标准对化橘红多基源进行拆分和细化，以避免用药混乱。

（二）呼吸疾病化学基因组学数据库的构建

在系统阐明化橘红的化学物质基础及不同基源、不同药用部位成分异同的基础上，通过知识挖掘，获取蛋白、基因、信号通路、疾病、生物活性测试及文献等数

据信息，并搭载系统药理学工具及化学信息学工具，构建与呼吸疾病相关的化学基因组学综合研究平台；并应用该平台对化橘红药效物质的作用靶点进行筛选分析。

（三）化橘红治疗呼吸疾病靶点预测及分析

利用呼吸疾病靶点数据库中 HTDocking 工具，结合化学成分分析结果筛选化橘红潜在作用靶点，构建成分－靶点－作用通路网络图，从整体角度对化橘红多成分、多靶点、系统调控作用机制进行分析和讨论。

（四）化橘红在蛋白水平上的整体调控作用及其与预测结果的对比分析

运用 iTRAQ 技术对烟熏所致小鼠急性肺炎模型组及不同给药组小鼠的肺组织样本进行蛋白组学定性和定量分析，并对各组间的差异蛋白进行分析。结合预测结果及药理实验结果，探讨化橘红治疗呼吸疾病的复杂作用机制。

综上所述，本书从整体角度对化橘红的化学物质基础及其治疗呼吸疾病的作用机制进行了探讨，为揭示化橘红治疗呼吸疾病的多成分、多靶点、多途径作用机制提供了理论依据，同时也为其他中药整体成分及作用机制的研究提供了新思路。

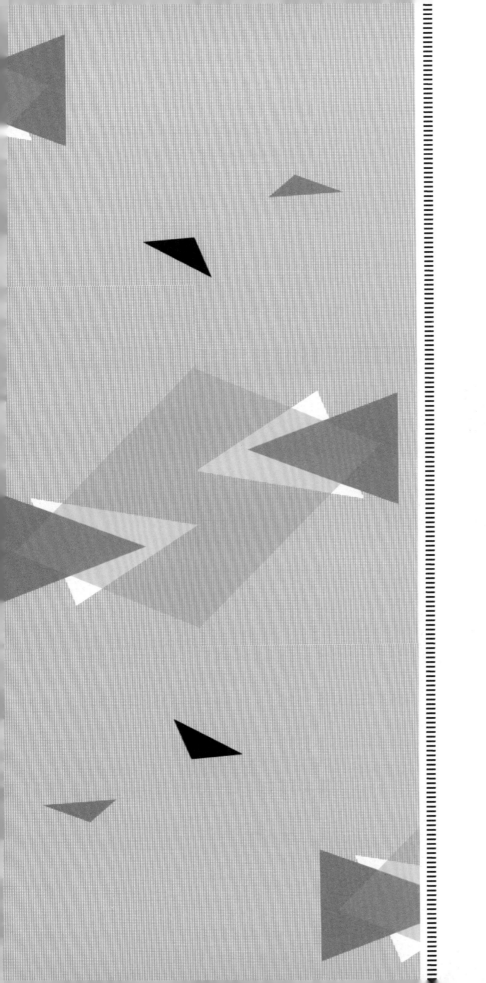

第二章　化橘红整体化学成分及不同基源、不同药用部位成分异同的系统分析

明确中药的化学物质基础是中药质量控制的前提，由于种类繁多、含量差异明显，中药化学成分分析面临着分离难度大、检测灵敏度低、分析时间长等难题。近几年发展起来的 UFLC-Triple TOF-MS/MS 技术，结合了超高效液相色谱高效的分离能力与高分辨质谱强大的化学鉴定功能，一次分析就可以得到大量信息，成为系统阐明中药化学物质基础的有力手段。

本章采用 UFLC-Triple TOF-MS/MS 技术，对化橘红药材的化学成分进行在线分离、鉴定，全面系统地阐明其化学物质基础，并在此基础上比较其不同基源（化州柚和柚）、不同药用部位（幼果和皮）化学成分的异同，为建立科学合理、有效可行的化橘红质量评价标准提供依据。

【实验材料】

（一）仪器

超快速高效液相色谱仪（LC－20AD-XR 二元泵，SIL－20AD-XR 自动进样器，CTO－20A 柱温箱，日本岛津公司）；高分辨三重四级杆－飞行时间质谱仪（Triple TOF 5600⁺，美国 AB Sciex 公司）；精密移液器（德国 Eppendorf 公司）。

（二）对照品

柚皮苷（批号：110722－200610）、野漆树苷（批号：111919－201102）、橙皮苷（批号：110721－201115）、异欧前胡素（批号：110827－201109）、原儿茶酸（批号：110809－200604）、山奈酚（批号：110861－200808）、芹菜素（批号：111901－201102），购自中国药品生物制品检定所，供含量测定用；新北美圣草苷（批号：72129）、柚皮素（批号：52186）、佛手柑内酯（批号：S39967－369），购自 Sigma-Aldrich 公司，纯度均高于95%；橙皮内酯水合物（批号：BBP00486）购自云南西力生物技术有限公司，纯度为98.5%。

（三）试剂

甲醇（色谱纯，美国 Fisher Scientific 公司）；甲酸（批号：0001408600，Sigma 公司）；Millipore 超纯水。

（四）化橘红样品

化州柚果、柚幼果、柚皮药材各十批（表2－1）。因市场上难以找到化州柚皮药材，因此将各批次化州柚幼果白瓤剥去，自制得到相应的化州柚皮样品（图2－1）。

表 2 - 1 化橘红样品来源

编号	产地	年份	类别
T1	广东化州尖岗	2012	化州柚幼果
T2	广东化州林尘	2012	化州柚幼果
T3	广东化州石通	2012	化州柚幼果
T4	广东化州平定	2011	化州柚幼果
T5	广东化州贡园	2012	化州柚幼果
T6	广东化州官桥	2012	化州柚幼果
T7	广东化州文楼	2010	化州柚幼果
T8	广西博白	2011	化州柚幼果
T9	广西榆林	2010	化州柚幼果
T10	广西清湖	2008	化州柚幼果
T11	广东化州尖岗	2012	化州柚皮
T12	广东化州林尘	2012	化州柚皮
T13	广东化州石通	2012	化州柚皮
T14	广东化州平定	2011	化州柚皮
T15	广东化州贡园	2012	化州柚皮
T16	广东化州官桥	2012	化州柚皮
T17	广东化州文楼	2010	化州柚皮
T18	广西博白	2011	化州柚皮
T19	广西榆林	2010	化州柚皮
T20	广西清湖	2008	化州柚皮
O1	广西玉林	2007	柚幼果
O2	广西玉林	2007	柚幼果
O3	广西玉林	2007	柚幼果
O4	广西凌云	2007	柚幼果
O5	广东肇庆	2007	柚幼果
O6	广东湛江	2007	柚幼果
O7	广东化州	2007	柚幼果
O8	广东化州	2008	柚幼果
O9	广东广州	2008	柚幼果
O10	广东广州	2009	柚幼果

续上表

编号	产地	年份	类别
O11	广西百色	2012	柚皮
O12	广西柳州	2012	柚皮
O13	广西清湖	2008	柚皮
O14	广西清湖	2009	柚皮
O15	广东阳江	2007	柚皮
O16	广东化州平定	2008	柚皮
O17	福建	2009	柚皮
O18	福建	2012	柚皮
O19	湖南	2009	柚皮
O20	湖南	2012	柚皮

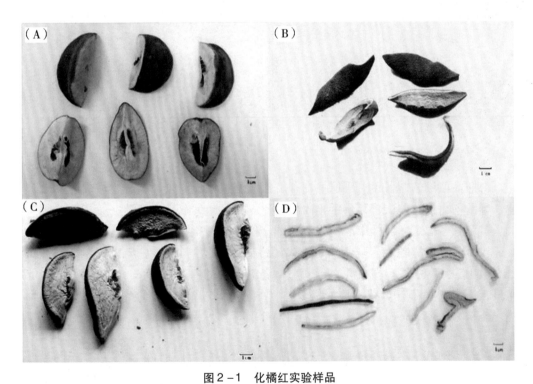

图2-1　化橘红实验样品

注：（A）化州柚幼果；（B）化州柚皮；（C）柚幼果；（D）柚皮。

【实验方法】

（一）检测条件

液相色谱条件：色谱柱：Phenomenex kinetex C$_{18}$ 柱（2.1 mm × 100 mm，2.6 μm）；柱温：40 ℃；流动相：甲醇 – 0.1% 甲酸溶液（洗脱梯度见表 2 – 2）；流速：0.3 mL/min。

质谱条件：ESI 电喷雾源，参数：ion spray voltage 1500 V；ion source gas 150 psi；ion source gas 260 psi；temperature 550 ℃；curtain gas 15 psi；collision gas pressure 8 psi；entrance potential 10 V。分别采用正、负离子模式进行检测。

表 2 – 2　流动相洗脱梯度

时间（min）	甲醇（%）	0.1% 甲酸（%）
0	10	90
8	25	75
20	60	40
28	100	0
36	100	0

（二）溶液的制备

对照品溶液的制备：分别取柚皮苷、新北美圣草苷、野漆树苷、橙皮内酯水合物、异欧前胡素、橙皮苷、佛手柑内酯、柚皮素、芹菜素、山奈酚、原儿茶酸对照品适量，精密称定，各加甲醇制成每 1 mL 含 20 μg 的溶液。

供试品溶液的制备：取各样品粉末（过二号筛）约 0.5 g，精密称定，置具塞锥形瓶中，精密加入 60% 甲醇 40 mL，称定重量，超声提取 50 min，放冷，再称定重量，用 60% 甲醇补足减失的重量，摇匀，经 0.22 μL 滤膜过滤，取续滤液进样，进样体积为 2 μL。

【实验结果】

（一）化学成分鉴定[70 - 91]

各样品分别在正模式和负模式下，进行一级扫描和二级扫描。化州柚幼果、化州柚皮、柚幼果、柚皮各类样品总离子流图一致，代表性的负模式总离子流图见图 2 – 2。通过对照品对照、准确分子量比较和裂解碎片分析，共确证和指证到 48 个化合物（表2-3）。

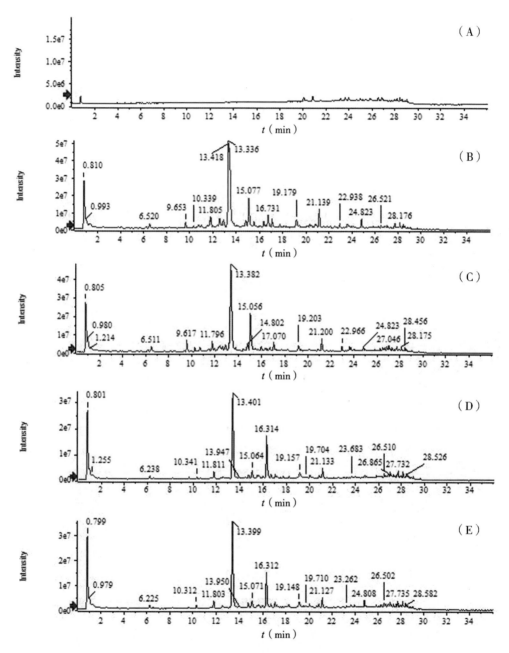

图2-2　样品代表性负模式总离子流图

注：（A）空白溶剂；（B）化州柚幼果；（C）化州柚皮；（D）柚幼果；（E）柚皮。

表2-3 化学成分鉴定

NO.	t_R (min)	分子式	$[M+H]^+$ (error, 10^{-6})	$[M-H]^-$ (error, 10^{-6})	正模式二级碎片	负模式二级碎片	化合物名称
1	2.430	$C_7H_6O_4$	155.0333 (-3.5)	153.0205 (3.9)	137.0269 $[M+H-H_2O]^+$, 109.0311 $[M+H-2H_2O]^+$, 93.0342 $[M+H-H_2O-CO_2]^+$, 81.0362, 65.0403, 63.0312	109.0297 $[M-H-CO_2]^-$, 91.0199 $[M-H-CO_2-H_2O]^-$, 81.0359 $[M-H-CO_2-CO]^-$, 65.0061	Protocatechuic acid
2	3.401	$C_9H_{10}O_4$	183.0647 (-2.9)	181.0505 (-0.9)	165.0531 $[M+H-H_2O]^+$, 135.0126 $[M+H-H_2O-OCH_2]^+$, 123.0427 $[M+H-2OCH_2]^+$, 113.9632, 97.9705, 84.9595, 56.9441	136.9201 $[M-H-CO_2]^-$, 92.9184 $[M-H-2CO_2]^-$, 78.9606	Veratric acid
3	5.717	$C_9H_8O_4$	181.0492 (-1.9)	179.0353 (1.8)		135.0444 $[M-H-CO_2]^-$, 107.0503 $[M-H-C_3H_4O_2]^-$	Caffeic acid
4	8.436	$C_9H_8O_3$	165.0543 (-1.9)	163.0401 (0.2)	147.0444 $[M+H-H_2O]^+$, 119.0485 $[M+H-HCOOH]^+$, 95.0632 $[M+H-C_3H_2O]^+$, 77.0394 $[M+H-C_3H_2O-H_2O]^+$	119.0497 $[M-H-CO_2]^-$, 117.0354 $[M-H-HCOOH]^-$, 93.0349 $[M-H-C_3H_2O]^-$	3-Coumaric acid
5	9.615	$C_{27}H_{30}O_{15}$	595.1655 (-0.4)	593.1510 (-0.3)	577.1553 $[M+H-H_2O]^+$, 559.1451 $[M+H-2H_2O]^+$, 529.1344 $[M+H-2H_2O-CH_2O]^+$, 523.1230 $[M+H-4H_2O]^+$, 457.1127, 409.0922, 379.0818, 325.0713, 295.0607	473.1100 $[M-H-C_4H_8O_4]^-$, 383.0771, 353.0667 $[M-H-2C_4H_8O_4]^-$, 297.0769	Vicenin-2

续上表

NO.	t_R (min)	分子式	$[M+H]^+$ (error, 10^{-6})	$[M-H]^-$ (error, 10^{-6})	正模式二级碎片	负模式二级碎片	化合物名称
6	10.128	$C_{33}H_{42}O_{19}$	743.2394 (0.2)	741.2249 (0.3)	401.1229, 339.0848, 273.0748 $[M+H-2Glc-Rha]^+$	579.1731 $[M-H-Glc]^-$, 459.1132 $[M-H-Glc-C_4H_8O_4]^-$, 433.1117 $[M-H-Glc-Rha]^-$, 271.0586 $[M-H-2Glc-Rha]^-$, 151.0021	Narirutin 4′-glucoside
7	10.497	$C_{28}H_{32}O_{16}$	625.1760 (−0.5)	623.1612 (−0.9)	607.1637 $[M+H-H_2O]^+$, 589.1550 $[M+H-2H_2O]^+$, 571.1442 $[M+H-3H_2O]^+$, 541.1361 $[M+H-2H_2O-CH_2O]^+$, 487.1237, 439.1011, 409.0899, 355.0815, 325.0700, 285.0374, 151.0405	533.1302, 503.1224 $[M-H-C_4H_8O_4]^-$, 413.0871, 383.0766 $[M-H-2C_4H_8O_4]^-$	Lucenin-2, 4′-methyl ether
8	10.547	$C_{33}H_{42}O_{19}$	743.2394 (0.1)	741.2252 (0.7)	417.1136 $[M+H-2Glc]^+$, 297.0740, 273.0752 $[M+H-2Glc-Rha]^+$, 153.0171	621.1705 $[M-H-C_4H_8O_4]^-$, 271.0609 $[M-H-2Glc-Rha]^-$, 151.0033	Naringin 4′-glucoside
9	10.622	$C_{27}H_{32}O_{15}$	597.1805 (−1.4)	595.1661 (−1.3)	451.1222 $[M+H-Rha]^+$, 289.0699 $[M+H-Glc-Rha]^+$, 169.0112 $[M+H-Glc-Rha-C_4H_8O_4]^+$, 129.0534	475.1102 $[M-H-C_4H_8O_4]^-$, 431.1002 $[M-H-Rha-H_2O]^-$, 287.0552 $[M-H-Glc-Rha]^-$, 166.9973	Eriocitrin
10	11.415	$C_{21}H_{20}O_{11}$	449.1077 (−0.4)	447.0924 (−2.0)	395.0718 $[M+H-3H_2O]^+$, 383.0789 $[M+H-2H_2O-CH_2O]^+$, 365.0633 $[M+H-3H_2O-CH_2O]^+$, 353.0639, 329.0633, 299.0549, 283.0674	429.0815 $[M-H-H_2O]^-$, 387.0770, 357.0608, 327.0497, 297.0429, 285.0370 $[M-H-Glc]^-$	Luteolin-6-C-glucoside

续上表

NO.	t_R (min)	分子式	[M+H]+ (error, 10^{-6})	[M-H]- (error, 10^{-6})	正模式二级碎片	负模式二级碎片	化合物名称
11	11.728	$C_{27}H_{32}O_{15}$	597.1810 (-0.6)	595.1666 (-0.5)	619.1635 [M+Na]+, 417.1167 [M+H-Glc-H₂O]+, 339.0851, 273.0760 [M+H-OGlc-Rha]+, 153.0175	475.1140 [M-H-C₄H₈O₄]-, 271.0610 [M-H-OGlc-Rha]-, 151.0036	Neoeriocitrin[a]
12	12.861	$C_{27}H_{32}O_{14}$	581.1859 (-1.0)	579.1713 (-1.0)	419.1340 [M+H-Glc]+, 273.0767 [M+H-Glc-Rha]+, 153.0179	459.1161 [M-H-C₄H₈O₄]-, 271.0604 [M-H-2Glc]-, 151.0032	Narirutin
13	13.350	$C_{27}H_{32}O_{14}$	581.1860 (-0.9)	579.1709 (-1.4)	417.1177 [M+H-OGlc]+, 383.1125, 339.0859, 273.0759 [M+H-Glc-Rha]+, 263.0548, 195.0284, 153.0178	459.1149 [M-H-C₄H₈O₄]-, 313.0709 [M-H-C₄H₈O₄-Rha]-, 313.0709, 271.0595 [M-H-Glc-Rha]-, 235.0238, 177.0185, 151.0031, 119.0504	Naringin[a]
14	13.721	$C_{28}H_{34}O_{15}$	611.1953 (-2.9)	609.1817 (-1.2)	633.1796 [M+Na]+, 331.0986	459.1168 [M-H-C₄H₈O₄]-, 301.0705 [M-H-Glc-Rha]-, 151.0028	Hesperidin[a]
15	13.827	$C_{27}H_{30}O_{15}$	595.1652 (-0.9)	593.1503 (-1.5)	287.0556 [M+H-Glc-Rha]+	447.0941 [M-H-Rha]-, 285.0403 [M-H-Glc-Rha]-	Veronicastroside
16	14.668	$C_{27}H_{30}O_{14}$	579.1710 (0.2)	577.1556 (-1.1)	433.1140 [M+H-Rha]+, 271.0606 [M+H-Glc-Rha]+	269.0445 [M-H-Glc-Rha]-	Isorhoifolin

续上表

NO.	t_R (min)	分子式	$[M+H]^+$ (error, 10^{-6})	$[M-H]^-$ (error, 10^{-6})	正模式二级碎片	负模式二级碎片	化合物名称
17	14.788	$C_{11}H_6O_4$	203.0338 (−0.3)	201.0195 (1.0)	175.0382 $[M+H-CO]^+$, 159.0437 $[M+H-CO_2]^+$, 147.0440 $[M+H-2CO]^+$, 131.0488 $[M+H-CO-CO_2]^+$, 119.0487, 91.0548, 65.0400	173.0241 $[M-H-CO]^-$, 145.0295 $[M-H-2CO]^-$, 129.0348 $[M-H-CO-CO_2]^-$, 117.0353, 101.0405, 89.0415	Bergaptol
18	15.103	$C_{27}H_{30}O_{14}$	579.1712 (0.6)	577.1565 (0.4)	601.1529 $[M+Na]^+$, 271.0613 $[M+H-Glc-Rha]^+$, 153.0176	269.0460 $[M-H-Glc-Rha]^-$	Rhoifolin[a]
19	15.441	$C_{28}H_{32}O_{15}$	609.1815 (0.1)	607.1663 (−0.9)	301.0710 $[M+H-Glc-Rha]^+$, 286.0459	299.0561 $[M-H-Glc-Rha]^-$, 284.0323 $[M-H-Glc-Rha-CH_3]^-$	Neodiosmin
20	15.639	$C_{15}H_{18}O_5$	279.1230 (0.9)	277.1075 (−2.5)	261.1125 $[M+H-H_2O]^+$, 243.1015 $[M+H-2H_2O]^+$, 201.0466, 189.0542 $[M+H-H_2O-C_4H_8O]^+$, 159.0442 $[M+H-H_2O-C_4H_8O-CH_2O]^+$, 131.0487, 103.0546, 77.0395		Meranzin hydrate[a]
21	16.078	$C_{28}H_{34}O_{14}$	595.2034 (2.1)	593.1866 (−1.0)	617.1835 $[M+Na]^+$	547.1855, 449.0954 $[M-H-Rha]^-$, 385.1282, 285.0407 $[M-H-Rha-Glc]^-$, 177.0525, 125.0242	Poncirin

续上表

NO.	t_R (min)	分子式	[M+H]$^+$ (error, 10^{-6})	[M-H]$^-$ (error, 10^{-6})	正模式二级碎片	负模式二级碎片	化合物名称
22	16.301	$C_{33}H_{40}O_{18}$	725.2293 (0.8)	723.2149 (1.0)	671.1982 [M+H-HCOOH]$^+$, 561.1588 [M+H-HCOOH-C$_4$H$_8$O$_4$]$^+$, 461.1427, 381.0948, 273.0756 [M+H-C$_6$H$_8$O$_4$-Glc-Rha]$^+$, 261.0387, 153.0173	579.1750 [M-H-C$_6$H$_8$O$_4$]$^-$, 501.1261, 271.0609 [M-H-C$_6$H$_8$O$_4$-Glc-Rha]$^-$, 151.0032	Melitidin
23	16.338	$C_{16}H_{16}O_6$	305.1027 (1.6)	303.0869 (-1.9)	203.0352 [M+H-H$_2$O-C$_5$H$_8$O]$^+$, 147.0444, 131.0495, 91.0554, 59.0515	285.0829 [M-H-H$_2$O]$^-$, 259.0905 [M-H-CO$_2$]$^-$, 227.0349 [M-H-H$_2$O-C$_3$H$_6$O]$^-$, 215.0370	Oxypeucedanin
24	16.656	$C_{15}H_{12}O_5$	273.0759 (0.7)	271.0604 (-0.1)	255.0652 [M+H-H$_2$O]$^+$, 153.0189 [M+H-C$_8$H$_8$O]$^+$, 147.0445, 119.0495	177.0191 [M-H-C$_6$H$_6$O]$^-$, 151.0038 [M-H-C$_8$H$_8$O]$^-$, 119.0511, 107.0151, 65.0079	Naringenin[a]
25	17.012	$C_{25}H_{30}O_8$	471.2018 (0.9)	469.1854 (-2.9)	425.1970 [M+H-HCOOH]$^+$, 407.1853 [M+H-HCOOH-H$_2$O]$^+$, 367.1908, 339, 1959, 279.1373, 213.0907, 161.0597, 133.0644	381.2087, 249.0914, 229.1221, 199.1114, 147.0829	Limonin
26	17.563	$C_{15}H_{10}O_6$	287.0553 (1.1)	285.0397 (-2.1)	245.0588, 181.1018, 153.0173 [M+H-C$_8$H$_6$O$_2$]$^+$, 131.0492, 124.9977 [M+H-C$_8$H$_6$O$_2$-CO]$^+$, 93.0745, 55.0593	217.0462, 175.0408, 151.0008 [M-H-C$_4$H$_4$O$_4$-H$_2$O]$^-$, 133.0291	Kaempferol[a]

续上表

NO.	t_R (min)	分子式	$[M+H]^+$ (error, 10^{-6})	$[M-H]^-$ (error, 10^{-6})	正模式二级碎片	负模式二级碎片	化合物名称
27	17.652	$C_{12}H_8O_4$	217.0497 (0.8)	215.0345 (−2.2)	202.0274 $[M+H-CH_3]^+$, 174.0320, 146.0365, 118.0419, 89.0395		Bergapten[a]
28	17.840	$C_{26}H_{32}O_9$	489.2123 (0.9)	487.1965 (−1.8)	471.2062 $[M+H-H_2O]^+$, 453.1900 $[M+H-2H_2O]^+$, 443.2032 $[M+H-HCOOH]^+$, 337.1769, 161.0597, 95.0491	457.1846 $[M-H-2CH_3]^-$, 369.2081 $[M-H-2CH_3-2CO_2]^-$, 311.1649, 231.1403	Ichangin
29	17.851	$C_{16}H_{20}O_6$	309.1331 (−0.5)	307.1171 (−5.3)	273.1085 $[M+H-2H_2O]^+$, 219.0642 $[M+H-H_2O-C_4H_8O]^+$, 161.0588, 133.0632, 118.0411, 79.0560		Mexoticin
30	18.173	$C_{15}H_{16}O_4$	261.1127 (1.3)	259.0982 (2.3)	189.0547 $[M+H-C_4H_8O]^+$, 159.0437 $[M+H-C_4H_8O-CH_2O]^+$, 131.0488 $[M+H-C_4H_8O-CO-CH_2O]^+$, 103.0545 $[M+H-C_4H_8O-CO-CH_2O-CO]^+$, 77.0395		Meranzin
31	18.373	$C_{15}H_{16}O_5$	277.1072 (0.6)	275.0919 (−2.1)	259.0975 $[M+H-H_2O]^+$, 205.0484 $[M+H-C_4H_8O]^+$, 177.0552 $[M+H-C_4H_8O-CO]^+$, 149.0579 $[M+H-C_4H_8O-2CO]^+$	260.0684, 189.0186 $[M-H-C_5H_{10}O]^-$, 161.0238 $[M-H-C_5H_{10}O-CO]^-$, 133.0295 $[M-H-C_5H_{10}O-2CO]^-$, 77.0409	5-Hydroxyiso-meranzin

24 · 从整体角度研究化橘红治疗呼吸疾病的作用机制

续上表

NO.	t_R (min)	分子式	$[M+H]^+$ (error, 10^{-6})	$[M-H]^-$ (error, 10^{-6})	正模式二级碎片	负模式二级碎片	化合物名称
32	18.473	$C_{15}H_{16}O_4$	261.1124 (0.9)	259.0962 (−1.1)	189.0547 $[M+H-C_4H_8O]^+$, 159.0434 $[M+H-C_4H_8O-CH_2O]^+$, 131.0493 $[M+H-C_4H_8O-CO-CH_2O]^+$, 103.0549 $[M+H-C_4H_8O-2CO-CH_2O]^+$, 77.0396		Isomeranzin
33	19.155	$C_{15}H_{10}O_5$	271.0601 (0.2)	269.0452 (−1.3)	153.0180 $[M+H-C_8H_6O]^+$, 119.0484 $[M+H-C_7H_4O_4]^+$, 91.0540	225.0532 $[M-H-CH_2CHOH]^-$, 151.0026 $[M-H-C_8H_6O]^-$, 117.1347 $[M-H-C_7H_4O_4]^-$, 65.0061	Apigenin[a]
34	19.174	$C_{28}H_{34}O_9$	515.2278 (0.5)	513.2124 (−1.2)	469.2221 $[M+H-HCOOH]^+$, 455.2068, 437.1964	471.2030 $[M-CO-CH_3]^-$, 453.1939 $[M-H-CH_3COOH]^-$, 391.1963, 307.0865, 205.0528	Nomilin
35	19.266	$C_{26}H_{34}O_9$	491.2272 (−0.8)	489.2120 (−2.2)	473.2178 $[M+H-H_2O]^+$, 455.2068 $[M+H-2H_2O]^+$, 429.2303 $[M+H-H_2O-CO_2]^+$, 411.2166, 385.2030 $[M+H-H_2O-2CO_2]^+$, 369.2059, 161.0593	471.2032 $[M-H-H_2O]^-$, 333.1361 $[M-H-C_4H_4O-2CO_2]^-$, 289.1441, 261.1485	Deacetylnomilinic acid

续上表

NO.	t_R (min)	分子式	$[M+H]^+$ (error, 10^{-6})	$[M-H]^-$ (error, 10^{-6})	正模式二级碎片	负模式二级碎片	化合物名称
36	19.985	$C_9H_6O_3$	163.0384 (-3.4)	161.0243 (-1.0)	135.0443 $[M+H-CO]^+$, 119.0493 $[M+H-CO_2]^+$, 107.0497 $[M+H-2CO]^+$, 77.0394	133.0261 $[M-H-CO]^-$	7 - Hydroxycoumarin
37	20.004	$C_{19}H_{22}O_4$	315.1592 (0.4)	313.1427 (-2.3)	163.0383 $[M+H-C_{10}H_{16}O]^+$, 153.1276, 135.1159 $[M+H-C_{10}H_{16}O-CO]^+$, 119.0486, 107.0488 $[M+H-C_{10}H_{16}O-2CO]^+$, 81.0704		Epoxyaurapten
38	20.974	$C_{26}H_{32}O_8$	473.2174 (0.9)	471.2017 (-1.5)	455.2053 $[M+H-H_2O]^+$, 427.2117 $[M+H-HCOOH]^+$, 369.2055 $[M+H-CH_3COOH-CO_2]^+$, 341.2109, 95.0131	427.2081 $[M-H-CO_2]^-$, 369.1690 $[M-H-HCOOH-C_4H_8]^-$, 325.1798 $[M-H-HCOOH-C_4H_8-CO]^-$, 307.1690	Isoobacunoic acid
39	21.154	$C_{28}H_{36}O_{10}$	533.2386 (0.9)	531.2233 (-0.5)	515.2279 $[M+H-H_2O]^+$, 473.2166 $[M+H-CH_3COOH]^+$, 455.2069 $[M+H-H_2O-CH_3COOH]^+$, 341.2111, 161.0596	489.2149 $[M-H-C_2H_2O]^-$, 471.2038 $[M-H-CH_3COOH]^-$, 427.2136 $[M-H-CH_3COOH-CO_2]^-$, 325.1809, 59.0190	Nomilinic acid
40	22.957	$C_{16}H_{14}O_4$	271.0964 (-0.5)	269.0818 (-0.5)	215.0346 $[M+H-C_4H_8]^+$, 187.0392, 173.0592, 159.0438 $[M+H-C_5H_{10}O-CO]^+$, 131.0491 $[M+H-C_5H_{10}O-2CO]^+$, 91.0551	225.0552 $[M-H-CO_2]^-$, 210.0679, 197.0603, 183.0433 $[M-H-C_5H_{10}O]^-$	Imperatorin

续上表

NO.	t_R (min)	分子式	[M+H]+ (error, 10^{-6})	[M−H]− (error, 10^{-6})	正模式二级碎片	负模式二级碎片	化合物名称
41	23.380	$C_{15}H_{16}O_3$	245.1174 (0.9)	243.1010 (−2.3)	189.0550 [M+H−C_4H_8]+, 159.0435 [M+H−C_4H_8−OCH_2]+, 131.0493, 103.0549, 77.0399		Osthol
42	23.733	$C_{16}H_{14}O_4$	271.0968 (1.0)	269.0818 (−0.5)	215.0342 [M+H−C_4H_8]+, 203.0345 [M+H−C_5H_{10}]+, 187.0392, 175.0386 [M+H−C_5H_{10}−CO]+, 159.0441 [M+H−C_5H_{10}O−CO]+, 147.0440 [M+H−C_5H_{10}−2CO]+, 131.0492 [M+H−C_5H_{10}O−2CO]+, 119.0488, 91.0550, 69.0711	225.0552 [M−H−CO_2]−, 214.0268, 186.0316	Isoimperatorin[a]
43	23.955	$C_{26}H_{30}O_7$	455.2086 (4.7)	453.1905 (−3.0)	437.2035 [M+H−H_2O]+, 411.2153 [M+H−CO_2]+, 409.2059 [M+H−HCOOH]+, 383.1710 [M+H−C_3H_4O_2]+, 303.1354, 263.1423, 69.0742	407.1701 [M−H−HCOOH]−, 365.2098 [M−H−2CO_2]−, 339.2010 [M−H−C_3H_4O_2−C_3H_6]−, 257.1162, 197.0983, 149.0956	Obacunone
44	24.279	$C_{21}H_{22}O_5$	355.1540 (−0.1)	353.1385 (−2.7)	203.0338 [M+H−C_{10}H_{16}O]+, 147.0432 [M+H−C_{10}H_{16}O−2CO]+, 131.0481 [M+H−C_{10}H_{16}O−CO−CO_2]+, 103.0753, 59.0507	267.0654 [M−H−C_5H_{10}]−, 214.0279	Epoxybergamottin

续上表

NO.	t_R (min)	分子式	$[M+H]^+$ (error, 10^{-6})	$[M-H]^-$ (error, 10^{-6})	正模式二级碎片	负模式二级碎片	化合物名称
45	24.430	$C_{15}H_{22}O$	219.1738 (-2.5)	217.1582 (-2.3)	201.1625 $[M+H-H_2O]^+$, 177.1633 $[M+H-C_3H_6]^+$, 163.1110 $[M+H-C_3H_6-CH_3]^+$, 149.0971 $[M+H-C_3H_6-CO]^+$, 135.0801 $[M+H-C_3H_6-CO-CH_3]^+$, 119.0865, 93.0726, 81.0696, 67.0568	263.1648 $[M-H+CH_3COOH]^-$	Nootkatone
46	26.351	$C_{19}H_{22}O_3$	299.1646 (1.2)	297.1490 (1.6)	163.0391 $[M+H-C_{10}H_{16}]^+$, 119.0487 $[M+H-C_{10}H_{16}-CO_2]^+$, 107.0493 $[M+H-C_{10}H_{16}-2CO]^+$, 91.0545, 81.0704		Auraptene
47	26.832	$C_{21}H_{22}O_4$	339.1597 (1.7)	337.1437 (-2.5)	203.0343 $[M+H-C_{10}H_{16}]^+$, 147.0436 $[M+H-C_{10}H_{16}-2CO]^+$, 131.0483 $[M+H-C_{10}H_{16}-CO-CO_2]^+$		Bergamottin
48	28.441	$C_{16}H_{32}O_2$	257.2477 (0.8)	255.2330 (-0.1)	279.2303 $[M+Na]^+$	237.2195 $[M-H-H_2O]^-$	Palmitic acid

a 经对照品确证。

（二）化橘红药材不同基源、不同药用部位化学成分的比较

从总离子流图（图2-2）及色谱热图（图2-3）可以看出，化州柚和柚这2个品种之间成分含量的主要区别体现在9.6 min、15.1 min、16.3 min、22.9 min和23.7 min的5个色谱峰，对应的成分分别为新西兰牡荆苷、野漆树苷、Melitidin、欧前胡素和异欧前胡素。化州柚中新西兰牡荆苷、野漆树苷、欧前胡素及异欧前胡素含量较高，而柚中含量很低；柚中Melitidin含量明显高于化州柚。化州柚中主要成分柚皮苷含量也明显高于柚。除此之外，其他黄酮类成分如柚皮苷-4'-葡萄糖苷、圣草次苷、新北美圣草苷、柚皮芸香苷、橙皮苷、异野漆树苷、新地奥明、枳属苷、柚皮素、芹菜素，香豆素类成分佛手酚、氧化前胡素、欧前胡素、异欧前胡素，以及柠檬苦素类成分Ichangin、诺米林、去乙酰诺米林酸、诺米林酸、黄柏酮等，在化州柚中的含量也均高于柚。

不同药用部位之间，幼果和皮成分含量差异较小，但化州柚幼果中柚皮苷和柚皮素的含量仍明显高于化州柚皮。其他成分如圣草次苷、新北美圣草苷、柚皮芸香苷、橙皮苷、异野漆树苷、异欧巴苦诺酸等的含量也在幼果中较高。

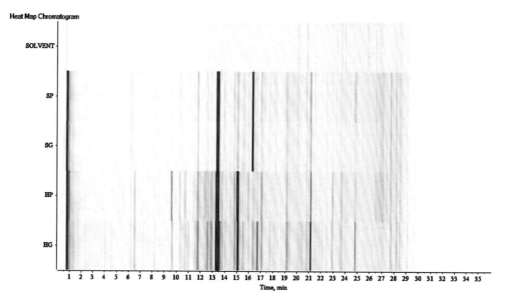

图2-3 不同样品负模式总离子色谱热图

注：HG：化州柚幼果；HP：化州柚皮；SG：柚幼果；SP：柚皮。

（三）本章小结

化橘红中所含的化学成分主要为黄酮类和香豆素类，其中黄酮类成分的种类和含量较丰富。化橘红中黄酮类成分多以糖苷类形式存在，根据苷元结构的不同大致

分为两类：一类是以柚皮素为苷元的二氢黄酮类，如柚皮苷、新北美圣草苷等；另一类是以芹菜素为苷元的黄酮类，如野漆树苷、新西兰牡荆苷等。其中含量最高的成分为柚皮苷，高于其他成分 10 倍以上[92]。化橘红中香豆素类成分主要是以橙皮内酯水合物为代表的简单香豆素类，还含有少量呋喃香豆素，如佛手柑内酯、异欧前胡素等。此外，化橘红成分还包括具有呋喃环的三萜类化合物柠檬苦素类，以及小分子有机酸类。

化橘红中黄酮类成分是其发挥药效作用的主要活性物质[17]，尤其是柚皮苷及其体内代谢产物柚皮素，具有多种生物活性，如止咳、化痰、抗炎、抗纤维化、抗动脉粥样硬化等。香豆素类和柠檬苦素类成分也多具有抗癌和抗菌等生物活性[93-94]。化州柚中大部分黄酮、香豆素及柠檬苦素类成分含量都远远高于柚，说明化州柚的药用价值亦远远高于柚。由于近代有一段时期化州柚植物资源曾遭受破坏，为扩大药源、满足用药需求，人们便以来源广泛、价格低廉的柚作为替代品。也是从那时起，1963 年版《中国药典》首次收录化橘红药材时便收录了化州柚和柚两种基源，并一直沿用至现行版《中国药典》。一方面，柚包含沙田柚、蜜柚等众多栽培变种，都可作为柚植物基源的化橘红药材，有悖于"一物一名"的原则，不利于药材监管；另一方面，随着化州当地化州柚 GAP 种植的发展，如今化州柚的种植面积快速扩大、产量也已大大提高，已有能力满足市场需求。若质量差异较大的两种基源收录在同一药材质量标准下，则容易导致以次充好现象的发生，不利于保证用药质量，同时也会对道地化州柚来源药材的发展产生不利影响。因此，建议法定药材标准对化橘红多基源进行拆分和细化。

此外，《中国药典》中规定化橘红的药用部位为外果皮。但是，现在无论是市场上还是民间用药，都几乎没有用外果皮入药，而是使用幼果。本章研究结果表明，化州柚幼果及其果皮间的化学成分种类及含量几乎无差别，且全果的柚皮苷和柚皮素含量均高于果皮。化州柚果实皮厚肉酸，不适宜食用，采用全果入药可充分利用药物资源。因此，建议《中国药典》增加化橘红胎（化橘红珠）药材相应内容，即收录化州柚实际使用的药用部位幼果。本章结果为药材资源的合理利用和化橘红药材质量标准的完善提供了依据。

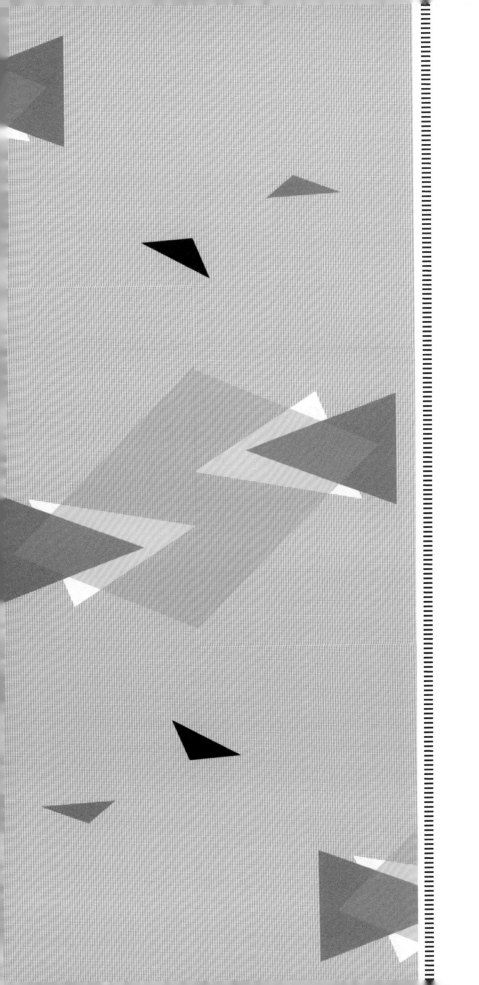

第三章　呼吸疾病化学基因组学数据库的构建

化橘红及其主要成分柚皮苷具有止咳、化痰、抗炎等多种作用，治疗呼吸疾病疗效确切；这为从各个方面深入认识化橘红的药理作用提供了基础。随着系统生物学的发展，人们也逐渐认识到从整体角度对疾病及药物作用进行研究的重要性。若能从整体角度探讨化橘红的作用机制，把各个研究成果联系起来，将有助于我们更全面、更深入地认识化橘红的复杂作用机制。

近年来兴起的网络药理学技术，就是从整体角度探索药物与疾病间关联性的有效手段。为了利用网络药理学技术对化橘红治疗呼吸疾病的作用机制进行全面分析，本章构建了呼吸疾病相关的化学基因组学数据库。该数据库整合了呼吸疾病相关的蛋白、基因、信号通路、疾病、生物活性测试及文献等数据信息，并搭载多种系统药理学及化学信息学分析工具，为呼吸疾病靶点预测、作用通路机制分析、小分子药物设计筛选等研究提供了一个综合平台。

【研究方法】

（一）数据库基础架构

在 CBID 数据库（http：//www. cbligand. org/cbid）的基础上[95-96]，构建呼吸疾病靶点化学基因组学筛选平台。以 Apache（http：//www. apache. org）作为 Web 服务器，MySQL（http：//www. mysql. com）作为数据库，PHP（http：//www. php. net）作为服务器端脚本解释器，组成良好的开发环境；并采用 OpenBabel 软件作为化学结构信息搜索引擎。

（二）数据收集

从多种公共数据库及大量文献中挖掘并整理得到呼吸疾病相关的蛋白、基因、信号通路、疾病、生物活性测试及文献等数据信息，来源包括 ChEMBL 数据库、DrugBank 数据库、ClinicalTrials. gov、BindingDB 数据库、Scifinder 数据库、SuperTarget 数据库、Protein Data Bank（PDB）数据库、KEGG（Kyoto Encyclopedia of Genes and Genomes）数据库等。

（三）系统药理学分析工具

1. HTDocking 工具

HTDocking（http：//www. cbligand. org/LungD/mainpage. php）是一个在线的高通量对接计算工具，可以提供化合物和靶点之间的相互作用信息。它采用 Sybyl-X（Version 1. 3，TRIPOS，Inc）进行分子对接计算。先将小分子配体及水分子从 PDB 数据库下载的蛋白三维结构中移除，以避免干扰目标化合物的对接结果；再根据蛋白共结晶结构中配体结合位点定义结合口袋（pockets）。基于化合物分子和靶点蛋白结构之间的相互作用，如氢键、范德华力、疏水作用等，利用打分函数 CScore 进行一致性评价，以对接分数（docking scores）进行评价和排序。对接分数表示化合物及靶点蛋白之间的 $-\log_{10}(K_d)$ 预测值[97]，选择对接分数大于 6、蛋白解离常数 K_d 值小于 10^{-6} 的靶点作为目标化合物的潜在作用靶点。

对接计算完成后，HTDocking 自动返回结果列表，列表中包括靶点的 PDB ID、名称及对接分数，按对接分数从高到低排序。还可点击 PDB ID 链接到 PDB 数据库相应的页面，查看靶点详细信息[98]。

2. TargetHunter

TargetHunter（http://www.cbligand.org/TargetHunter）是一个基于配体的化学基因组学在线靶点筛选工具。它首先将化学结构转换成 ECFP4、ECFP6、ECFP2 等模式的分子指纹信息，进而利用 Targets Associated with its MOst SImilar Counterparts（TAMOSIC）算法，根据化学结构相似性，搜索最大的化学基因组学数据库 ChEMBL（Version 20，包含 10774 个靶点、1715667 种化合物、13520737 个活性测试结果、59610 种出版物，https://www.ebi.ac.uk/chembl/），对化合物的潜在作用靶点及可能具有的生物活性进行预测[99-102]。

【研究结果】

（一）呼吸疾病靶点数据库的容量

通过数据库检索及文献查阅整理，目前该数据库共收录了与呼吸疾病相关的蛋白靶点 426 个（表 3 - 1），可分类如下：①酶 153 个，如 6 - 磷酸葡萄糖脱氢酶、组蛋白去乙酰化酶、花生四烯酸 - 5 - 脂氧合酶、磷酸二酯酶等；②膜受体 105 个，如腺苷受体、肾上腺素能受体、趋化因子受体等；③未分类蛋白 73 个，如钙调蛋白、整合蛋白、热休克蛋白等；④离子通道蛋白 37 个，如电压依赖性钾通道、钙活化性钾离子通道、钠通道蛋白等；⑤转录因子 19 个，如过氧化物酶体增殖物激活受体、糖皮质激素受体等；⑥分泌蛋白 15 个，如肿瘤坏死因子、白介素、趋化因子等；⑦转运蛋白 14 个，如溶质运载蛋白、ATP 结合盒等；⑧黏附蛋白 7 个，如细胞间黏附分子、选择素等；⑨表面抗原蛋白 3 个，如 T 细胞壁糖蛋白、T 淋巴细胞激活抗体等（图 3 - 1）。

表3-1　呼吸疾病相关的主要蛋白靶点

序号	Uniprot ID	靶点缩写	序号	Uniprot ID	靶点缩写
1	Q13541	4EBP1	31	P11229	ACM1
2	P08908	5HT1A	32	P08172	ACM2
3	P28222	5HT1B	33	P20309	ACM3
4	P28223	5HT2A	34	P08173	ACM4
5	P41595	5HT2B	35	P08912	ACM5
6	P28335	5HT2C	36	P10323	ACRO
7	P46098	5HT3A	37	Q03154	ACY1
8	P34969	5HT7R	38	P78536	ADA17
9	P52209	6PGD	39	P35348	ADA1A
10	P19652	A1AG2	40	P35368	ADA1B
11	P01009	A1AT	41	P25100	ADA1D
12	P30542	AA1R	42	P08913	ADA2A
13	P29274	AA2AR	43	P18089	ADA2B
14	P29275	AA2BR	44	P18825	ADA2C
15	P33765	AA3R	45	P00325	ADH1B
16	Q13131	AAPK1	46	P08319	ADH4
17	P54646	AAPK2	47	P11766	ADHX
18	P17174	AATC	48	P08588	ADRB1
19	O95342	ABCB11	49	P07550	ADRB2
20	O15439	ABCC4	50	P13945	ADRB3
21	Q9UNQ0	ABCG2	51	P17516	AK1C4
22	P00519	ABL1	52	P31749	AKT1
23	P22303	ACES	53	P20292	AL5AP
24	Q9GZZ6	ACH10	54	P02768	ALBU
25	Q15822	ACHA2	55	P15121	ALDR
26	P32297	ACHA3	56	P09917	ALOX5
27	P43681	ACHA4	57	P05186	ALPL
28	P36544	ACHA7	58	P10275	ANDR
29	P17787	ACHB2	59	P16066	ANPRA
30	P30926	ACHB4	60	P17342	ANPRC

续上表

序号	Uniprot ID	靶点缩写	序号	Uniprot ID	靶点缩写
61	P04083	ANXA1	92	P07711	CATL
62	P21397	AOFA	93	P25774	CATS
63	P27338	AOFB	94	P08185	CBG
64	P05023	AT1A1	95	Q92793	CBP
65	P18846	ATF1	96	P35520	CBS
66	P18848	ATF4	97	Q99731	CCL19
67	P30049	ATPD	98	P13500	CCL2
68	O14867	BACH1	99	O00585	CCL21
69	P11274	BCR/ABL	100	P10147	CCL3
70	P01031	C5	101	P13236	CCL4
71	P21730	C5aR	102	P13501	CCL5
72	P54289	CA2D1	103	P80098	CCL7
73	Q13936	CAC1C	104	P80075	CCL8
74	Q01668	CAC1D	105	P32246	CCR1
75	Q08289	CACB2	106	P41597	CCR2
76	P00915	CAH1	107	P51677	CCR3
77	O75493	CAH11	108	P51679	CCR4
78	O43570	CAH12	109	P51681	CCR5
79	Q8N1Q1	CAH13	110	P51685	CCR8
80	Q9ULX7	CAH14	111	P20701	CD11A
81	P00918	CAH2	112	P21127	CD11B
82	P07451	CAH3	113	P20702	CD11C
83	P22748	CAH4	114	P06734	CD23
84	P35218	CAH5A	115	P01730	CD4
85	Q9Y2D0	CAH5B	116	P33681	CD80
86	P43166	CAH7	117	P42081	CD86
87	Q16790	CAH9	118	Q16878	CDO1
88	P62158	CALM	119	P13569	CFTR
89	P63098	CANB1	120	P32929	CGL
90	Q96LZ3	CANB2	121	P06276	CHLE
91	P43235	CATK	122	P28329	CLAT

续上表

序号	Uniprot ID	靶点缩写	序号	Uniprot ID	靶点缩写
123	A8K7I4	CLCA1	154	P14416	DRD2
124	Q9Y271	CLTR1	155	P21917	DRD4
125	Q9NS75	CLTR2	156	P28562	DUS1
126	P23946	CMA1	157	P12724	ECP
127	Q99788	CML1	158	P25101	EDNRA
128	Q13956	CNCG	159	P24530	EDNRB
129	P34972	CNR2	160	P00533	EGFR
130	P23219	COX – 1	161	P08246	ELNE
131	P35354	COX – 2	162	P34913	EPHX2
132	P16220	CREB	163	P28482	ERK1/2
133	Q9HC73	CRLF2	164	P03372	ESR1
134	P02741	CRP	165	Q92731	ESR2
135	Q9Y600	CSAD	166	P05305	ET – 1
136	P04141	CSF2	167	Q969P5	FBX32
137	P29279	CTGF	168	P12319	FCERA
138	Q13618	CUL3	169	Q01362	FCERB
139	P09341	CXCL1	170	P12318	FCG2A
140	P02778	CXCL10	171	P05230	FGF1
141	O14625	CXCL11	172	P22455	FGFR4
142	P48061	CXCL12	173	P02671	Fibrinogen
143	O43927	CXCL13	174	P01100	FOS
144	P10145	CXCL8	175	P15407	FOSL1
145	Q07325	CXCL9	176	P21462	FPR1
146	P25024	CXCR1	177	Q9UBS5	GABA-B receptor
147	P25025	CXCR2	178	P23771	GATA3
148	P49682	CXCR3	179	P28472	GBRB3
149	P61073	CXCR4	180	P04150	GCR
150	P32302	CXCR5	181	O14793	GDF8
151	P19113	DCHS	182	Q99576	GILZ
152	P28845	DHI1	183	Q9UKP6	GPR14
153	P21728	DRD1	184	P18283	GPX2

续上表

序号	Uniprot ID	靶点缩写	序号	Uniprot ID	靶点缩写
185	P48507	GSH0	216	Q14627	IL13RA2
186	P48506	GSH1	217	Q16552	IL17A
187	P48637	GSHB	218	Q96PD4	IL17F
188	P49841	GSK3B	219	Q96F46	IL17R
189	P08263	GSTA1	220	Q14116	IL18
190	O60760	GSTS	221	Q9UHD0	IL19
191	O14929	HAT1	222	P01583	IL1A
192	Q92769	HDAC2	223	P01584	IL1B
193	Q9UBN7	HDAC6	224	P14778	IL1R1
194	P04035	HMDH	225	P60568	IL2
195	P09601	HMOX1	226	Q9HBE4	IL21
196	P35367	HRH1	227	Q9GZX6	IL22
197	P25021	HRH2	228	Q9NPF7	IL23
198	Q9Y5N1	HRH3	229	Q9H293	IL25
199	Q9H3N8	HRH4	230	P01589	IL2RA
200	P07900	HS90A	231	P08700	IL3
201	P05362	ICAM1	232	O95760	IL33
202	P13598	ICAM2	233	P05112	IL4
203	P17181	IFNAR1	234	P24394	IL4RA
204	P48551	IFNAR2	235	P05113	IL5
205	P01579	IFNG	236	Q01344	IL5RA
206	P05019	IGF1	237	P08887	IL6R
207	Q9H665	IGFR1	238	P05231	IL6A
208	P25963	IKBA	239	P05231	IL6B
209	O15111	IKKA	240	P13232	IL7
210	O14920	IKKB	241	P15248	IL9
211	P22301	IL10	242	P35228	INOS
212	P20809	IL11	243	P13612	ITA4
213	P29459	IL12A	244	P05556	ITB1
214	P29460	IL12B	245	P26010	ITB7
215	P35225	IL13	246	O60674	JAK2

续上表

序号	Uniprot ID	靶点缩写	序号	Uniprot ID	靶点缩写
247	P05412	JUN	278	P08183	MDR1
248	Q92831	KAT2B	279	Q9ULK4	MED23
249	Q12791	KCMA1	280	P16455	MGMT
250	Q12809	KCNH2	281	P14174	MIF
251	Q9ULD8	KCNH3	282	P30301	MIP
252	Q9UQ05	KCNH4	283	Q15759	MK11
253	Q8NCM2	KCNH5	284	P53778	MK12/13
254	Q9H252	KCNH6	285	Q16539	MK14
255	Q9NS40	KCNH7	286	P03956	MMP1
256	O15554	KCNN4	287	P39900	MMP12
257	Q14145	KEAP1	288	P45452	MMP13
258	P48048	Kir1.1	289	P08253	MMP2
259	Q15842	Kir6.1	290	P08254	MMP3
260	Q14654	Kir6.2	291	P14780	MMP9
261	P10721	KIT	292	O15438	MRP3
262	P43405	KSYK	293	P42345	MTOR
263	P18428	LBP	294	Q02817	MUC2
264	P06239	LCK	295	P98088	MUC5A
265	P06858	LIPL	296	Q969Q1	MuRF-1
266	P09960	LKHA4	297	P04839	NADPH oxidase
267	Q15722	LT4R1/2	298	Q15596	NCOA2
268	Q16873	LTC4S	299	P46934	NEDD4
269	P14151	LYAM1	300	Q16236	NF2L2
270	P16581	LYAM2	301	O95644	NFAC1
271	P16109	LYAM3	302	Q14934	NFAT3
272	P07948	LYN	303	P19838	NFKB1
273	O75444	MAF	304	Q9Y697	NFS1
274	P49137	MAPK2	305	P01138	NGF
275	P45983	MAPK8	306	P25103	NK1R
276	P29966	MARCKS	307	P21452	NK2R
277	P08235	MCR	308	P29371	NK3R

续上表

序号	Uniprot ID	靶点缩写	序号	Uniprot ID	靶点缩写
309	Q96P20	NLRP3	340	Q01064	PDE1B
310	Q05586	NMDA1	341	Q14123	PDE1C
311	Q12879	NMDA2A	342	O00408	PDE2A
312	Q13224	NMDA2B	343	Q13370	PDE3B
313	O15399	NMDA2D	344	P27815	PDE4A
314	Q8TCU5	NMDA3A	345	Q07343	PDE4B
315	P15559	NQO1	346	Q08493	PDE4C
316	O75469	NR1I2	347	Q08499	PDE4D
317	Q14973	NTCP	348	O76074	PDE5A
318	Q9NPD5	OATP8	349	Q13946	PDE7A
319	Q9Y6L6	OATP-C	350	Q9NP56	PDE7B
320	P41143	OPRD	351	O60658	PDE8A
321	P41145	OPRK	352	O95263	PDE8B
322	P35372	OPRM	353	P35408	PE2R4
323	P41146	OPRX	354	P05164	PERM
324	O43613	OX1R	355	P41222	PGD2
325	O43614	OX2R	356	O00264	PGRMC1
326	Q8TDS5	OXER1	357	P00439	PH4H
327	Q9UBL9	P2X2	358	Q8TCT1	PHOP1
328	P56373	P2X3 receptor	359	P43119	PI2R
329	Q9H244	P2Y12	360	P42336	PK3CA
330	P23443	p70 S6 kinase	361	P42338	PK3CB
331	P47712	PA24A	362	O00329	PK3CD
332	Q99497	PARK7	363	P48736	PK3CG
333	P49585	PCY1A	364	P17612	PKA
334	Q9Y5K3	PCY1B	365	P47712	PLA2
335	Q13258	PD2R	366	P19174	PLC-gamma
336	Q9Y5Y4	PD2R2	367	Q13393	PLD1
337	Q9Y233	PDE10A	368	O14939	PLD2
338	Q9HCR9	PDE11A	369	Q15257	PP2A
339	P54750	PDE1A	370	Q07869	PPARA

续上表

序号	Uniprot ID	靶点缩写	序号	Uniprot ID	靶点缩写
371	Q03181	PPARD	399	P03973	SLPI
372	P37231	PPARG	400	P36956	SRBP1
373	Q9UNP9	PPIE	401	P49589	SYCC
374	P06401	PRGR	402	Q9HA77	SYCM
375	Q14242	PSGL－1	403	P21731	TA2R
376	P25105	PTAFR	404	P01137	TGF-beta
377	P60484	PTEN	405	P24557	THAS
378	P17947	PU－1	406	P01033	TIMP
379	P61586	RhoA	407	Q9NYK1	TLR7
380	P25815	S100P	408	Q9NR96	TLR9
381	P80511	S10AC	409	O60603	TLRs
382	Q99584	S10AD	410	Q9Y275	TN13B
383	Q9BZV2	S19A3	411	P01375	TNFA
384	P21453	S1PR1	412	P19438	TNR1A
385	Q9H228	S1PR5	413	P43489	TNR4
386	O15245	S22A1	414	P11388	TOP2A
387	O15244	S22A2	415	O75762	TRPA1
388	P23975	SC6A2	416	Q7Z2W7	TRPM8
389	Q01959	SC6A3	417	Q8NER1	TRPV1
390	P31645	SC6A4	418	Q969D9	TSLP
391	Y5Y9	SCN10A	419	P29597	Tyk2
392	33	SCN11A	420	Q969T4	UB2E3
393	8	SCN1A	421	P19224	UD16
394	Q	SCN5A	422	P19320	VCAM1
395	Q158	SCN9A	423	P41587	VIPR2
396	P33402	sGC	424	P54219	VMAT1
397	Q99720	SGMR1	425	Q05940	VMAT2
398	Q96EB6	Sirtuin	426	Q9UPY5	XCT

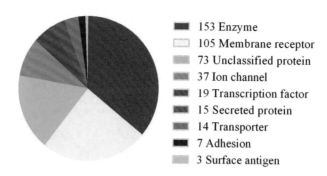

153 Enzyme
105 Membrane receptor
73 Unclassified protein
37 Ion channel
19 Transcription factor
15 Secreted protein
14 Transporter
7 Adhesion
3 Surface antigen

图3-1　呼吸疾病相关靶点分类

数据库中也收录了呼吸疾病相关的信号通路387条（图3-2、表3-2）以及已批准或临床试验药物203个（图3-3）。

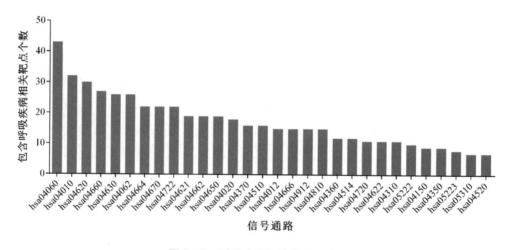

图3-2　呼吸疾病相关信号通路

表3-2　呼吸疾病相关信号通路

序号	KEGG ID	信号通路	
1	hsa04060	Cytokine-cytokine receptor interaction	细胞因子受体相互作用
2	hsa04010	MAPK signaling pathway	MAPK 信号通路
3	hsa04620	Toll-like receptor signaling pathway	Toll 样受体信号通路
4	hsa04660	T cell receptor signaling pathway	T 细胞受体信号通路
5	hsa04630	Jak-STAT signaling pathway	Jak-STAT 信号通路
6	hsa04062	Chemokine signaling pathway	趋化因子信号通路
7	hsa04664	Fc epsilon RI signaling pathway	FcεRI 信号通路
8	hsa04670	Leukocyte transendothelial migration	白细胞跨内皮迁移

续上表

序号	KEGG ID	信号通路	
9	hsa04722	Neuroactive ligand-receptor interaction	神经活性配体–受体相互作用
10	hsa04621	NOD-like receptor signaling pathway	NOD 样受体信号通路
11	hsa04662	B cell receptor signaling pathway	B 细胞受体信号通路
12	hsa04650	Natural killer cell mediated cytotoxicity	自然杀伤细胞介导的细胞毒作用
13	hsa04020	Calcium signaling pathway	钙信号转导通路
14	hsa04370	VEGF signaling pathway	VEGF 信号通路
15	hsa04510	Focal adhesion	黏着斑信号通路
16	hsa04012	ErbB signaling pathway	ErbB 信号通路
17	hsa04666	Fc gamma R-mediated phagocytosis	FcγR 介导的吞噬作用
18	hsa04912	GnRH signaling pathway	GnRH 信号通路
19	hsa04810	Regulation of actin cytoskeleton	肌动蛋白细胞骨架调节
20	hsa04360	Axon guidance	轴突导向通路
21	hsa04514	Cell adhesion molecules（CAMs）	细胞黏附分子
22	hsa04720	Long-term potentiation	长时程增强信号通路
23	hsa04622	RIG-I-like receptor signaling pathway	RIG-I 样受体信号通路
24	hsa04310	Wnt signaling pathway	Wnt 信号通路
25	hsa05222	Small cell lung cancer	小细胞肺癌
26	hsa04150	mTOR signaling pathway	mTOR 信号通路
27	hsa04350	TGF-beta signaling pathway	TGF-beta 信号通路
28	hsa05223	Non-small cell lung cancer	非小细胞肺癌
29	hsa05310	Asthma	哮喘
30	hsa04520	Adherens junction	黏着连接

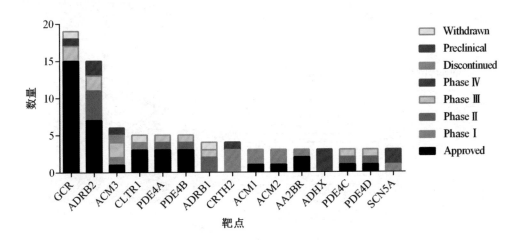

图 3-3　呼吸疾病相关药物及其作用靶点

（二）呼吸疾病相关靶点筛选计算程序 HTDocking 的构建

HTDocking 靶点筛选方法的基本原理是分子对接算法（图 3 - 4）。分子对接是预测配体和受体间的结合模式和亲和力的一种计算机模拟方法。依据配体和受体之间的"锁 - 钥原理"，对小分子配体与生物大分子受体间的分子识别过程进行模拟。分子对接计算过程中涉及的配体受体相互作用主要包括氢键作用、疏水作用、静电作用和范德华力等。

根据呼吸疾病相关靶点收集结果，从 PDB 数据库（http：//www. rcsb. org/pdb）中下载相关靶点蛋白的三维结构。在 PDB 数据库中，由于存在不同的蛋白 - 配体复合物结晶、采用不同的检测方法及分辨率，一个蛋白可能有多个 PDB ID，为减少对接误差，将相关蛋白的全部三维结构下载到数据库中，用于 HTDocking 计算。目前，本数据库中包含用于 HTDocking 计算的 243 个蛋白的三维结构和 3557 个构型。

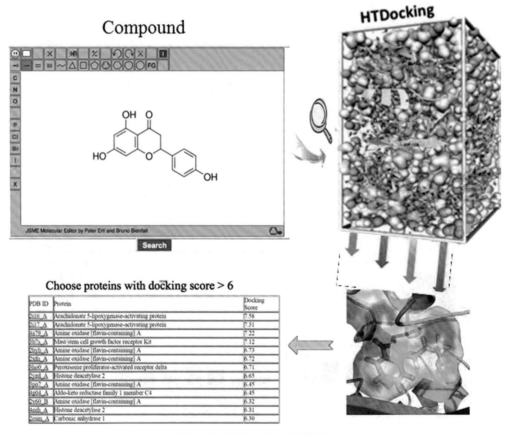

图 3 - 4　HTDocking 计算流程

（三）化学信息学计算工具

为便于利用计算机模拟技术对治疗呼吸疾病的小分子药物进行作用机制研究、新药设计及成药性分析，所构建的呼吸疾病数据库还集成了多种化学信息学工具，这些工具具有以下三部分功能：①Properties explorer（http：//www. cbligand. org/LungD/Property_Explorer. php），该模块可用于发掘化合物的重要化学信息，如氢键供体、氢键受体、分子量、里宾斯基五规则、可旋转键数、极性表面积和脂水分配系数等参数，由化学开发工具包（CDK）软件计算；②血脑屏障透过性预测工具（http：//www. cbligand. org/BBB），该工具结合 AdaBoost 算法和 SVM 预测某化合物是否可通过血脑屏障；③化合物毒性预测工具（Toxicity predictor, http：//www. cbligand. org/Tox），用来预测化合物的毒性，可帮助在药物研发的早期阶段排除安全性差的化合物。

（四）本章小结

本章建立了呼吸疾病相关的化学基因组学数据库。该数据库集成了与呼吸疾病相关的 426 个蛋白、387 个信号通路及 203 个已批准或临床试验药物的信息，并搭载多种系统药理学及化学信息学计算工具，包括：基于分子对接的 HTDocking 计算工具，其中包含 243 个呼吸疾病相关蛋白的三维结构及其相应的 3557 个构型，可用于对化合物的潜在作用靶点进行预测；基于 TAMOSIC 算法的在线靶点筛选工具 TargetHunter，可根据配体的化学结构预测其潜在作用靶点，是 HTDocking 的有力补充；还有化合物信息发掘工具、血脑屏障透过性预测工具及化合物毒性预测工具。该数据库为呼吸疾病的相关研究提供了一个综合平台，可用于药物靶点预测、作用通路机制分析、小分子药物设计筛选等多方面的辅助研究。

利用数据库中的 HTDocking 工具，根据化橘红的化学成分信息，可对化橘红主要成分的潜在靶点和作用机制进行研究。

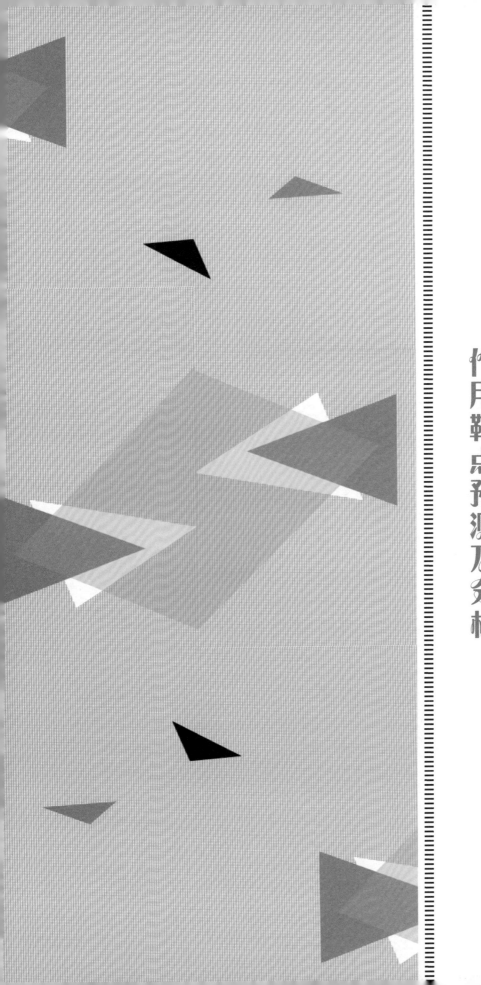

第四章　化橘红治疗呼吸疾病的
作用靶点预测及分析

如第一章引言所述，基于网络药理学的多靶点整体调控的思维方法正逐渐被用于预测中药潜在靶点和阐述中药作用机制等方面的研究。这种基于整体思维的研究方法更符合中医药的思维模式。而虚拟筛选为快速探索化合物与大量蛋白靶点的关系提供了可能。本章尝试用网络药理学方法，对化橘红治疗呼吸疾病的分子作用机制进行研究。在明确化橘红全化学成分的基础上，利用呼吸疾病靶点库中的 HT-Doking 分析工具，对其主要活性成分的作用靶点进行预测及分析，探讨化橘红有效成分的核心结构与其蛋白靶点间的作用关系。并构建成分 - 靶点 - 信号通路网络图，从整体上对化橘红多成分、多靶点、多通路调节作用机制进行探讨。

【研究方法】

（一）化学成分

根据第二章全成分分析结果，化橘红中的主要成分为二氢黄酮和黄酮苷类（柚皮苷、野漆树苷、新北美圣草苷）以及香豆素类（橙皮内酯水合物）。黄酮苷类含有一至多个糖基，每个糖基上都有多个羟基富电子基团，在分子对接计算过程中容易导致运算时间长、假阳性率高等问题。同时，根据本团队前期药物代谢研究结果，黄酮苷类进入体内会首先在 β - 葡萄糖苷酶的作用下去除糖基变成相应的苷元，柚皮苷口服后大部分转化为柚皮素[103]。化橘红黄酮类成分的苷元主要有柚皮素和芹菜素两类，因此本章以柚皮素和芹菜素两种苷元代表化橘红中的黄酮类、以橙皮内酯水合物代表香豆素类成分进行分子对接计算。绘制柚皮素、芹菜素、橙皮内酯水合物的分子结构，并保存为 sdf 或 mol 格式。

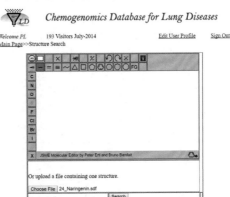

图 4 - 1　HTDocking 工作界面

（二）HTDocking 对接

利用第三章呼吸疾病化学基因组学数据库中 HTDocking 分析工具（http：//www. cbligand. org/LungD/docking_search. php），导入化合物结构，进行对接计算（图 4 - 1）。以计算得分大于 6 的靶点作为目标化合物的潜在作用靶点。

（三）网络分析

利用 Cytoscape（Version 3. 2. 1）软件对分子对接结果进行可视化分析，以节点表示化学成分、作用靶点及信号通路，以连线表示成分、靶点、通路间的联系，构建化学成分、作用靶点及相关作用通路的网络图。作用通路信息利用 DAVID 分析工具获得[104-105]，以呼吸疾病靶点库中所有靶点为背景，对计算得到的化合物潜在作用靶点进行 KEGG 信号通路富集分析。

【研究结果】

(一) 网络分析结果

将柚皮素、芹菜素和橙皮内酯水合物分别与 243 个蛋白的 3557 个三维构型进行分子对接，分别筛选出得分大于 6 的潜在作用靶点 11 个、16 个和 11 个 (表4-1 至表4-3)。对 3 个化合物计算得到的潜在靶点进行 KEGG 信号通路富集分析，得到 13 条相关的信号通路 (图4-2、表4-4)。

表4-1 柚皮素的潜在作用靶点

序号	靶点缩写	靶点名称	得分
1	AOFB	单胺氧化酶 B	7.22
2	HS90A	热休克蛋白 90KUALPHAA 类 1	6.65
3	CAH2	碳酸酐酶 2	6.30
4	MAPK14	丝裂原活化蛋白激酶 14	6.27
5	AATC	天冬氨酸转氨酶	6.24
6	CLAT	胆碱乙酰转移酶	6.20
7	ACES	乙酰胆碱酯酶	6.20
8	AA2AR	腺苷受体 A2A	6.18
9	ADA17	解聚素 - 金属蛋白酶 17	6.11
10	ESR2	雌激素受体 2	6.11
11	PDE5A	5 型磷酸二酯酶 A	6.05

表4-2 芹菜素的潜在作用靶点

序号	靶点缩写	靶点名称	得分
1	ESR2	雌激素受体 2	7.37
2	AOFB	单胺氧化酶 B	7.15
3	DHI1	11β - 氢化类固醇脱氢酶 1	7.14
4	HS90A	热休克蛋白 90KUALPHAA 类 1	6.98
5	ABL1	酪氨酸蛋白激酶 ABL1	6.97
6	PK3CG	磷脂酰肌醇 3 - 激酶	6.91

续上表

序号	靶点缩写	靶点名称	得分
7	ESR1	雌激素受体 1	6.59
8	EPHX2	环氧化物水解酶	6.54
9	DCHS	组氨酸脱羧酶	6.51
10	AATC	天冬氨酸转氨酶	6.43
11	MAPK14	丝裂原活化蛋白激酶 14	6.39
12	RAC1	RacGTP 酶激活蛋白 1	6.38
13	ACES	乙酰胆碱酯酶	6.33
14	CGL	胱硫醚 – γ – 裂解酶	6.28
15	ALOX5	5 – 脂氧化酶	6.04
16	GSK3B	糖原合成酶激酶 3β	6.01

表 4 – 3　橙皮内酯水合物的潜在作用靶点

序号	靶点缩写	靶点名称	得分
1	ELNE	中性粒细胞弹性蛋白酶	7.88
2	MAPK14	丝裂原活化蛋白激酶 14	7.72
3	ESR1	雌激素受体 1	6.84
4	ESR2	雌激素受体 2	6.75
5	AOFA	单胺氧化酶 A	6.52
6	RAC1	RacGTP 酶激活蛋白 1	6.44
7	AOFB	单胺氧化酶 B	6.43
8	CAH1	碳酸酐酶 1	6.39
9	HS90A	热休克蛋白 90KUALPHAA 类 1	6.19
10	CFTR	囊性纤维化跨膜传导调节因子	6.12
11	CAH2	碳酸酐酶 2	6.01

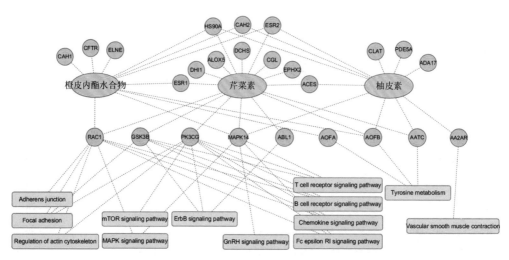

图4-2 化橘红主要活性成分-靶点-通路网络图

表4-4 化橘红主要活性成分可能作用的 KEGG 信号通路

作用方面	名称	KEGG 编号
内皮屏障功能	黏着连接通路（Adherens junction）	hsa04520
	黏着斑通路（Focal adhesion）	hsa04510
	肌动蛋白细胞骨架调节通路（Regulation of actin cytoskeleton）	hsa04810
痰液分泌	ErbB 信号通路（ErbB signaling pathway）	hsa04012
镇咳与扩张支气管	酪氨酸代谢通路（Tyrosine metabolism）	hsa00350
	血管平滑肌收缩通路（Vascular smooth muscle contraction）	hsa04270
中心信号通路	mTOR 信号通路（mTOR signaling pathway）	hsa04150
	MAPK 信号通路（MAPK signaling pathway）	hsa04010
激素调节	GnRH 信号通路（GnRH signaling pathway）	hsa04912
免疫与炎症	T 细胞受体信号通路（T cell receptor signaling pathway）	hsa04660
	B 细胞受体信号通路（B cell receptor signaling pathway）	hsa04662
	趋化因子信号通路（Chemokine signaling pathway）	hsa04062
	FcεRI 信号通路（Fc epsilon RI signaling pathway）	hsa04664

靶点预测结果表明，化橘红中既存在一个化合物与多个蛋白靶点具有较强相互作用，同时也存在不同分子作用于同一个蛋白靶点的现象，显示了化橘红的多活性化合物、多靶点作用特点，这正符合了中药作用的特点。

信号通路富集结果表明，3 种成分既有共同的作用靶点及通路，如炎症相关的

MAPK14；又有各自特有的靶点和通路。MAPK14 是 3 种成分的共同靶点。此外，芹菜素和橙皮内酯水合物还作用于 MAPK 信号通路中的 RAC1，存在协同作用。丝裂原活化蛋白激酶（MAPK）是一类丝氨酸 - 苏氨酸蛋白激酶，能被多种细胞外刺激，如细胞因子、生长因子、神经递质、激素及细胞黏附等激活。MAPK 也是多种信号转导通路的中心，是接收膜受体转换与传递的信号、并将信号传入细胞核内的重要分子，在细胞增殖等许多信号通路中具有关键作用，因此该通路可能起着保障不同环节间信息流通的作用。MAPK14 在介导炎症、凋亡等方面发挥关键作用，已成为开发抗炎药物的靶位[106]。化橘红中的主要成分与 MAPK 通路的联系紧密，提示该通路可能与化橘红的抗炎作用密切相关。

计算得出柚皮素的作用通路为血管平滑肌收缩通路和酪氨酸代谢通路，其中腺苷受体 A2A（AA2AR）为柚皮素特有的预测靶点。腺苷是一种重要的神经递质，它能通过与细胞膜上的腺苷受体结合发挥细胞调节作用。腺苷受体 A2A 在体内广泛存在，并以激活方式与腺苷酸环化酶相连，并对腺苷酸环化酶活性进行调节。腺苷受体的活化可减弱腺苷酸环化酶活性，影响腺苷酸环化酶与 β - 受体偶联的跨膜转运，导致肾上腺素能受体功能降低，气道反应性增加，敏化咳嗽反射[107]。因此，柚皮素可能是通过阻断腺苷受体，提高腺苷酸环化酶活性、抑制磷酸二酯酶活性，使细胞内环腺苷酸（cAMP）浓度增加，对抗内源性腺苷诱发的支气管收缩，发挥抑制呼吸道痉挛及镇咳作用。此外，柚皮素还与免疫和炎症相关的 T 细胞受体信号通路及 FcεRI 信号通路相关，表明柚皮素可能通过对 T 细胞及肥大细胞的调控发挥抗炎作用。

ErbB 信号通路和 mTOR 信号通路为芹菜素特有的作用通路。雷帕霉素靶蛋白（mTOR）是 PI3K/AKT/mTOR 路径中的主要蛋白激酶，可对细胞外多种刺激如胰岛素、生长因子、营养素等产生应答，在调节细胞生长、凋亡、分化以及肿瘤血管生成等方面起重要作用，与肺癌[108]、肺纤维化和急性肺损伤等疾病密切相关[109]。ErbB 是神经调节蛋白（NRG）的细胞膜受体，NRG 通过激活 ErbB 受体酪氨酸激酶调控一系列信号通路，在细胞迁移及分化过程中发挥重要作用。目前已知的 ErbB 受体有 4 种：EGFR、ErbB2、ErbB3/HER3 和 ErbB4/HER4。有关急性肺损伤的研究表明，IL - 1β 可诱导 NRG1β 增加，NRG 与 ErbB2 结合后对下游信号通路进行调控，导致肺泡上皮弥散性和传导性增加，肺上皮屏障破坏[110]。NRG1β 是 NRG 的一种亚型，在正常肺组织和肺癌组织中均有表达；作为分泌性蛋白，具有与 ErbB2、ErbB3 的高度亲和力[110]。香烟提取物及 IL - 1β 均通过 NRG1β/ErbB2、ErbB3 信号通路，增加 NRG1β 表达，并进而激活 MAPK/MSK1/CREB 通路，促进 MUC5AC 的表达及黏液高分泌[111]。ErbB 信号通路涉及的蛋白均为芹菜素的预测靶点，由此推测芹菜素可能与抑制痰液分泌关系较紧密。

橙皮内酯水合物的靶点及作用通路多与柚皮素和芹菜素交集，可能发挥着辅助增效作用。例如，在黏着斑通路中，芹菜素与 RAC1、GSK3β 和 PK3CG 相互作用，同时橙皮内酯水合物也通过 RAC1 共同作用于该通路。此外，在同一信号通路中，不同的成分也可作用于不同的靶点，引起时间、空间上作用的叠加，产生协同效果[112]。如在对酪氨酸代谢通路的调节中，柚皮素和芹菜素作用于 AATC、AOFB，橙皮内酯水合物作用于 AOFA、AOFB，既有交集又相互补充。已知酪氨酸代谢通路与气道平滑肌舒张及肺泡液体主动转运相关。酪氨酸在哺乳动物体内可代谢生成黑色素和多巴胺、肾上腺素、去甲肾上腺素等儿茶酚胺类物质，内源性儿茶酚胺释放可以激动气管平滑肌细胞的 β 受体，使气管平滑肌维持舒张[113]，其机制可能与抑制 L－型钙通道，降低气管平滑肌细胞内钙离子浓度有关[114]。也有研究表明肺泡上皮细胞对肺泡内液体的主动转运可以被儿茶酚胺依赖性机制上调[115]，如当 β2－受体兴奋剂特布他林存在时，离体人肺的肺泡液体清除率明显提高[116]。因此，化橘红中黄酮和香豆素类化学成分可能共同发挥着止咳、化痰的作用。

这也体现出中药多成分协同作用机制的两种可能情况：①不同有效成分作用于同一蛋白靶点，在与蛋白的结合上发挥协同作用；②不同成分作用于不同蛋白靶点，而这些靶点是同一信号通路的不同部分，在信号通路上发挥协同作用。

同时，不同作用通路之间也相互联系、相互影响。如由 B 细胞介导的体液免疫和 T 细胞介导的细胞免疫是机体免疫系统的重要环节。呼吸道炎症反应中，炎性介质如 TNF-α、IL－1、TGF-β 等可作用并激活 T 细胞，TNF-α 同时也促进 B 细胞的分化和增殖。活化的 T 细胞可分泌 IL－2、IL－6、IFN-γ 等因子参与 B 细胞的活化，而 IL－2 也同时作用并激活静止期的 T 细胞[117]。3 种成分对 B 细胞、T 细胞受体信号通路均有作用，体现出中药系统调控的特点。

通过对化橘红主要成分进行分子对接计算，得到与调节内皮屏障功能、痰液分泌、支气管收缩、免疫反应相关的多种分子作用机制。但计算机预测结果仍为理论上的模拟，实际作用情况还需要用实验数据加以验证。

（二）本章小结

本章利用呼吸疾病靶点库中的 HTDoking 分析工具，对化橘红主要活性成分的作用靶点进行预测及分析，并构建成分－靶点－信号通路网络图，从整体上探讨化橘红可能的作用机制及多成分、多靶点间的关联。

以柚皮素、芹菜素代表化橘红中的黄酮类成分；以橙皮内酯水合物代表香豆素类成分进行计算，分别得出柚皮素、芹菜素和橙皮内酯水合物的 11 个、16 个和 11 个潜在作用靶点，并对靶点进行信号通路富集分析，建立了它们的成分－靶点－信号通路网络图。结果表明，化橘红可能通过与 AA2AR、AATC、AOFB、MAPK14、PK3CG、GSK3β、RAC1 等蛋白相互作用，影响内皮屏障功能、痰液分泌、支气管收缩、免疫反应等多个环节相关的信号通路，发挥止咳、化痰和抗炎作用。其中，柚皮素与腺苷受体 A2A 靶点及平滑肌收缩通路联系紧密，可能与止咳作用相关；芹菜素与 ErbB 信号通路联系较紧密，可能与痰液分泌调节作用相关；橙皮内酯水合物的潜在靶点多与柚皮素和芹菜素交集，如与芹菜素共同作用于黏附连接和黏着斑调控通路，与芹菜素、柚皮素共同作用于酪氨酸代谢通路，可能通过作用于同一靶点或同一通路中的不同靶点发挥协同作用。同时，不同作用通路之间也存在相互影响，多靶点及多通路共同组成了化橘红止咳、化痰、抗炎的药效作用基础。这些结果也可使我们进一步加深对中药药效协同作用机制的理解。本章从整体性和关联性的角度对化橘红多成分、多靶点作用机制进行了探讨，但是计算分析结果多是理论上的模拟，还需要用实验数据加以验证。下一章基于这些预测结果设计实验，在整体蛋白水平进行实验验证。

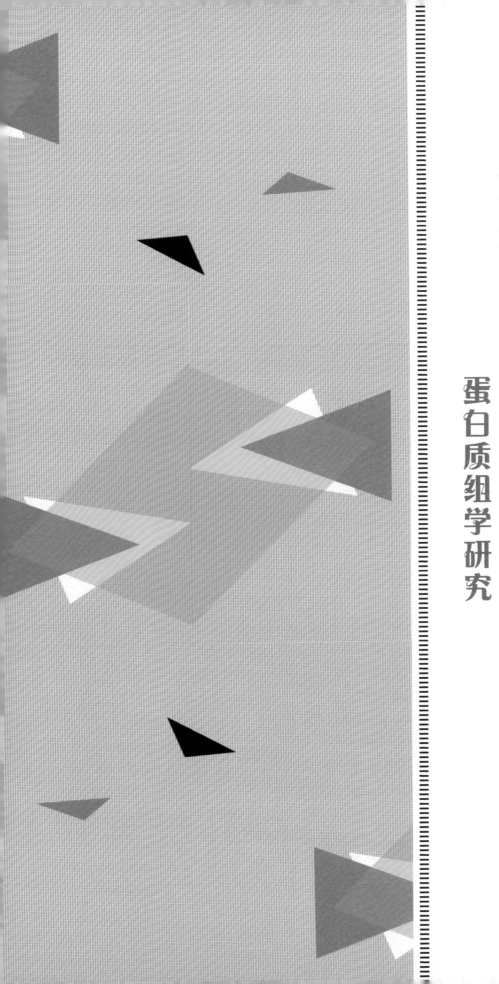

第五章　基于 iTRAQ 技术的化橘红作用机制蛋白质组学研究

根据第四章的预测结果，化橘红各化学成分都对应多个蛋白靶点，通过多靶点的相互作用发挥治疗作用。系统生物学观点也认为，疾病的产生是由于多基因扰动，打破了机体固有的平衡状态，而药物的作用是调整疾病网络，使其恢复平衡。对预测结果的验证不能采用单靶点逐一验证的方法，而应从整体角度上进行分析。此外，逐一验证也需要耗费大量的时间及人力物力。本章采用 iTRAQ 蛋白质组学技术，测定生物网络整体状态的变化，并探讨化橘红在整体蛋白表达水平上的调控作用。

iTRAQ 技术是近年来高通量筛选定量蛋白质组学的常用技术。蛋白质组学能够较直观地看到中药在蛋白水平上的调控作用，并从相互联系的角度探讨，为多靶点药物的机制研究提供切实有效的途径。化橘红化学成分与蛋白靶点相互作用网络分析结果表明，化橘红的作用机制与内皮屏障功能、痰液分泌、支气管收缩、免疫反应等多个环节的蛋白调节相关。香烟烟雾的刺激可引发呼吸系统多方面病理改变，如增加副交感神经兴奋性，使支气管收缩痉挛；黏膜充血水肿、分泌增多；引起炎症反应等。本章利用 iTRAQ 技术，对烟熏所致急性肺炎小鼠的肺组织进行蛋白组学分析，考察模型组与正常组、各给药组与模型组之间的蛋白表达差异，并利用生物信息学数据库检索差异蛋白的结构、生物学功能、涉及的信号通路等，从整体的角度探索化橘红治疗呼吸疾病的作用机制，并通过预测结果与实验结果的对比，为利用网络药理学方法推测化橘红分子作用机制的可行性提供参考。

【实验材料】

（一）仪器

烟熏箱（实验室自制不锈钢箱，0.8 m×0.8 m×1 m），手持式激光粒子计数器（3016 IAQ，美国 Lighthouse 公司），电子分析天平（MS205Du，瑞士梅特勒 - 托利多公司），-80 ℃超低温冰箱（DW - 86L338，青岛海尔特种电器有限公司）。

（二）实验动物

雄性 BALB/c 小鼠，SPF 级，体质量 17～19 g，购自广东省医学实验动物中心，许可证号：SCXK（粤）2014 - 0002。

经中山大学生命科学学院动物伦理委员会批准，实验动物饲养于中山大学生命科学学院中药与海洋实验室 SPF 级动物房，实验单位使用许可证编号为 SYXK（粤）2014 - 0200。购买实验动物后，先让其在新环境下适应 1 周再开始实验，实验过程中采取适当的方法减轻动物所受的伤害。

（三）材料与试剂

柚皮苷（YPG，由本团队自制，纯度为 98.8%）；地塞米松（DEX，上海阿拉丁生化科技股份有限公司）；罗氟司特（ROF，大连美仑生物技术有限公司）；化橘红提取物（HE，广东环球制药有限公司）；软装椰树牌香烟（焦油量 11 mg，烟气烟碱量 1.0 mg，烟气一氧化碳量 13 mg，广东中烟工业有限责任公司）；0.9% 氯化钠注射液（广东利泰制药股份有限公司）；PBS 缓冲液（上海 GOYBIO 生物公司）；4% 多聚甲醛（北京雷根生物技术有限公司）。

【实验方法】

（一）受试药物的配制

各称取适量的地塞米松和罗氟司特，分别加生理盐水配制成 0.5 mg/mL 的溶液；称取适量的柚皮苷，加生理盐水配制成 6 mg/mL 的混悬液；称取适量的化橘红提取物，加生理盐水配制成 8 mg/mL 的混悬液。化橘红提取物中柚皮苷的量与柚皮苷单独给药量相当。

（二）动物分组及给药

60 只 BALB/c 小鼠随机分为 6 组，每组 10 只，分别为：正常组、模型组、阳性药地塞米松（DEX）组、阳性药罗氟司特（ROF）组、柚皮苷（YPG）组和化橘红提取物（HE）组。每天第一次烟熏前 1 h 灌胃给药，灌胃体积为 0.1 mL/10 g 体质量，正常组和模型组给予等体积生理盐水。DEX、ROF、YPG、HE 给药组的剂量分别为 5 mg/kg、5 mg/kg、60 mg/kg、80 mg/kg。

（三）烟熏造模方法

动物先于新环境适应饲养 7 天后开始烟熏造模。每天烟熏 2 次，间隔 4 h，每次采用 8 支香烟熏 1 h，连续 5 天。烟熏时除正常组外，将动物同时放入烟熏箱中，全身暴露于烟雾环境中，其间动物可在笼内自由活动。

烟熏时，将香烟插于插孔上并点燃，迅速关闭箱门。同位于烟熏箱内的香烟插孔和出气口由通气管路连接，部分通气管路延伸至箱外，中间连接一个脚踏式打气筒，用以产生单向气流。通过踩踏打气筒，单向气流由香烟插孔进入，同时带出香烟烟气，再由出气口鼓入箱内，产生烟熏环境。烟熏箱外围有一层水冷夹层，可维持箱内温度于 26 ℃ 左右；同时采用手持式激光粒子计数器监测箱内空气颗粒物浓度。

（四）组织采集

最后一次烟熏 16 h 后，脱颈椎处死小鼠，剪开胸腔，取出左右肺组织，迅速置于冰上，并用冰 PBS 缓冲液清洗组织。其中，右肺清洗后用 4% 多聚甲醛固定，用来制作苏木精 – 伊红染色组织切片；左肺用小剪刀剪碎充分洗净残血后，放入封口

袋内保存于 –80 ℃冰箱，用于进行蛋白组学测定。

（五）蛋白提取

小鼠肺组织加入含蛋白酶抑制剂的裂解液后，利用 TissueLyser 组织匀浆机进行裂解。混合液 25000 r/min 离心 20 min，小心移取上清液，加入 5 倍体积的冷丙酮，混匀，于 –20 ℃放置过夜。混合液再次离心，取沉淀用裂解液溶解，加入 10 mol/L 二硫苏糖醇（DDT）溶液，于 56 ℃放置 1 h，以减少多肽间的二硫键。再加入 55 mmol/L 的碘乙酰胺（IAM）溶液，避光放置 45 min 后，加入 5 倍体积的冷丙酮，于 –20 ℃放置 2 h。离心，取沉淀加入裂解液溶解，即得样品的蛋白溶液。

（六）蛋白浓度测定

采用 Bradford 法测定蛋白浓度，具体步骤：①牛血清白蛋白（BSA）系列标准溶液的配制：先配制 0.2 μg/μL 的 BSA 母液，分别移取 0 μL、2 μL、4 μL、6 μL、8 μL、10 μL、12 μL、16 μL、20 μL 的 BSA 溶液于 9 个离心管中，再分别加入纯水使每管总体积为 20 μL，混匀即得。其中 1 号管为空白对照，其余各管的蛋白含量分别为 0.4 μg、0.8 μg、1.2 μg、1.6 μg、2.0 μg、2.4 μg、3.2 μg、4.0 μg。②每管各加入 180 μL 样品的蛋白溶液（protein assay reagent），混匀，在室温孵育 10 min。③使用酶标仪测量 595 nm 波长下的吸光度。

（七）蛋白 SDS-PAGE 电泳

根据蛋白浓度测定结果，从每个样品中各取 30 μg 蛋白，分别加等量的上样缓冲液，于 95 ℃加热 5 min。配制 12% 的胶，将样品及 10 μL Marker 按每孔一个上样，在 120 V 电压下电泳 2 h。电泳结束后，将胶用染色液处理 2 h，再用脱色液处理 30 min，重复 3～5 次。

（八）蛋白消化及 iTRAQ 标记

从每个样品中分别精确取出 100 μg 蛋白，按照蛋白：酶 =20：1 的比例加入胰蛋白酶，于 37 ℃消化 4 h；再次按相同比例加入胰蛋白酶，继续消化 8 h。

根据 iTRAQ Reagent 8-plex Kit 提供的操作方法进行 iTRAQ 标记。将胰蛋白酶消化后的样品真空离心干燥，残渣加 0.5 mol/L 的四乙基溴化铵（TEAB）溶液复溶，加入不同的同位素标签，孵育 2 h。标记后的样品随后进行反相色谱分级。

（九）反相色谱样品分级

在质谱分析之前，对胰蛋白酶肽处理后的复杂混合物进行分段，是提高全蛋白质组覆盖率的常用方法。采用 Shimadzu LC–20AB 高效液相色谱系统，Phenomenex Gemini C$_{18}$色谱柱（4.6 mm×250 mm，5 μm），孵育后的样品加流动相 A（5% 乙腈，

95% H_2O，pH 9.8）至 2 mL，洗脱梯度为：0～10 min，5% 流动相 B（5% H_2O，95% 乙腈，pH 9.8）；10～50 min，5%～35% 流动相 B；50～51 min，35%～95% 流动相 B；51～54 min，95% 流动相 B；54～55 min，95%～5% 流动相 B；55～65 min，5% 流动相 B。流速 1 mL/min。通过监测 214 nm 的吸光度进行组分收集，每 1 min 收集一个组分。将收集到的组分合并为 20 个，真空干燥。

（十）Triple TOF 5600 LC-ESI-MS/MS 质谱检测

采用 LC－20AD nanoHPLC 纳升级高效液相色谱（Shimadzu，Kyoto，Japan），C_{18} 富集柱（2 cm），C_{18} 分析柱（长 18 cm，内径 75 μm）。每个组分用流动相 A（2% 乙腈，0.1% 甲酸）重新混悬，20000 r/min 离心 10 min，多肽终浓度约为 0.5 μg/μL，取上清液进样分析。样品以 8 μL/min 上样 4 min，分析洗脱梯度为：0～0.1 min，5%～10% 流动相 B（98% 乙腈，0.1% 甲酸）；0.1～40 min，10～32% 流动相 B；40～44 min，32%～55% 流动相 B；44～45 min，55%～80% 流动相 B；45～50 min，80% 流动相 B；50～50.1 min，80%～5% 流动相 B；50.1～60 min，5% 流动相 B。流速 300 nL/min。

质谱数据由 TripleTOF 5600 系统（AB Sciex，Concord，ON）采集，配有 Nanospray Ⅲ 纳升流速离子源（AB Sciex，Concord，ON）和石英发射器（New Objectives，Woburn，MA）。操作控制软件为 Analyst 1.6（AB Sciex，Concord，ON）。质谱参数为：离子喷雾电压 2.4 kV，气帘气 35 psi，雾化气 18 psi，加热温度 150 ℃，分辨率约为 30000。全扫时间为 250 ms，当离子强度超过 150 counts/s 且带 2～5 个正电荷时触发 IDA 采集，每次最多可进行 30 个子离子扫描。总采集周期为 3.3 s，Q2 传输窗口为 100 Da(100%)。采用波动的碰撞能量对所有母离子进行碰撞诱导解离。

（十一）数据分析

MS/MS 原始数据首先转换成 MGF 格式，通过本地 Mascot 服务器对 MGF 格式文件进行数据库搜索。根据 QC 控制结果的可靠性，判断是否要重新分析。采用自动定量分析软件 IQuant 对蛋白进行定量。对错误发现率（false discovery rate，FDR）小于 1% 的蛋白进行下一步的基因本体（gene ontology，GO）、直系同源基因簇（clusters of orthologous groups，COG）或信号通路分析，以及对差异表达蛋白进行基因本体富集分析（gene ontology enrichment analysis）、KEGG 信号通路富集分析、聚类分析。分析流程见图 5－1。

蛋白质鉴定的常用方法是根据串联质谱结果进行数据库搜索，选择合适的蛋白序列数据库对获得准确的鉴定结果有关键影响。数据库选择的一般准则为：首选单一物种的蛋白数据库，如果该物种蛋白数据不够充分，则选择较大的数据库进行分析；基因组数据库及转录组数据图同样可用于蛋白质鉴定。由于小鼠基因和蛋白背景已有很多研究，本章实验采用 UniProt 数据库进行蛋白鉴定。

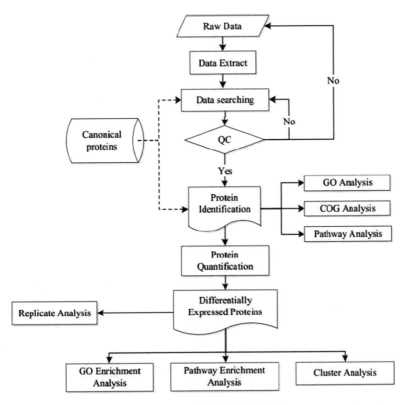

图 5 - 1　生物信息学分析流程

1. MS/MS 搜索

Mascot 是目前使用最广泛的蛋白鉴定检索软件，被 Frost & Sullivan 研究机构誉为"质谱数据检索的黄金标准"。质谱检测源文件首先用 ProteoWizard 软件中的 msConvert 工具转换为 MGF 格式，然后使用 Mascot（Version 2.3.02）软件进行数据库搜索。蛋白鉴定至少要有一个特异肽段，其他参数见表 5 - 1。

表 5 - 1　Mascot 搜索参数

参数	设置值
Type of search	MS/MS ion search
Enzyme	Trypsin
Fragment Mass Tolerance	0.01Da
Mass Values	Monoisotopic
Variable modifications	Oxidation（M），iTRAQ8plex（Y）
Peptide Mass Tolerance	0.05Da
Fixed modifications	Carbamidomethyl（C），iTRAQ8plex（N-term），iTRAQ8plex（K）
Database	Mouse201512（76481 sequences）

2. 蛋白质定量

采用结合 Mascot Percolator 和高级统计算法的 IQuant 软件[118]对不同同位素标记的肽段的 MS/MS 信号进行定量分析。IQuant 的工作流程主要包括蛋白鉴定、标签杂质校正、数据标准化、缺失值估算、蛋白比率计算、数据统计分析、结果描述，计算过程中的主要参数见表 5 - 2。

表 5 - 2　IQuant 定量分析参数

参数	设置值
Quant_peptide	Use All Unique peptide
Quant_number	At least one unique spectra
Normalization	VSN
Protein_Ratio	Weighted average
Statistical Analysis	Permutation Tests

3. 差异表达蛋白聚类分析

为了缩小极大的差异和极小的差异之间的距离，首先对 fold change 值做 $\log_2$ 变换，再利用 R 软件（Version3.2.3）中的 ggplot2 程序包绘制热图。

4. 所有鉴定蛋白的 GO 注释、通路注释

通过 GO 注释和通路注释，获得所鉴定的蛋白涉及哪些信号通路以及在各个信号通路中的分布情况；为差异蛋白的分析提供基础。

GO 是基因本体联合会（Gene Ontology Consortium）建立的数据库，库中收集了不同基因及基因产物的特性，并用生物信息学术语对其进行规范化描绘，使研究者能够对复杂的基因和基因产物数据进行统一的归纳、处理、解释和共享。GO 包括三方面内容：①细胞组分（cellular component）：描述细胞的组成部分，表示较大对象的一部分。可以是解剖结构（糙面内质网、细胞核），或是一类基因产物（核糖体、蛋白酶体或蛋白二聚体）。②分子功能（molecular function）：描述分子水平的活性，如催化或结合活性，但不包括产生活性的分子或复合物，并且不限定活性发生的时间、位置及环境。③生物过程（biological process）：指由一个或多个分子功能有序组合而产生的系列事件。生物过程和分子功能有时较难区分，一般认为生物过程是由多个不同的步骤组成。

KEGG 信号通路数据库是一个手动绘制的信号通路图的集合，它整合了当前在分子相互作用及反应网络的知识。

5. 差异表达蛋白（DEP）的 GO 富集分析、信号通路富集分析

差异表达蛋白是 P 值小于 0.05 的被显著调控的蛋白。在 GO 富集分析中，采

用超几何检验来获得目标 GO 条目。信号通路分析原理类似。

【实验结果】

（一）小鼠肺组织染色结果

急性烟熏造模后的小鼠染色肺组织切片见图 5 - 2。与正常组相比，模型组肺泡腔缩小，肺泡壁及肺泡间隔增厚，纤维组织增生，肺泡正常组织发生改变，同时也可观察到细支气管壁增厚、炎症细胞浸润及管腔内炎症细胞的渗出。各给药组均可不同程度地降低肺泡壁和支气管壁的增厚，减轻肺组织水肿及损伤病变程度。

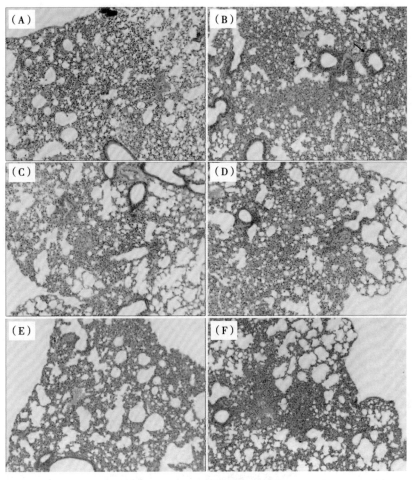

图 5 - 2　小鼠肺组织染色结果

注：（A）正常组；（B）模型组；（C）地塞米松组；（D）罗氟司特组；
　　　（E）柚皮苷组；（F）化橘红提取物组。

（二）蛋白鉴定

本章实验共有 6 组样品，分别为正常组（CON）、模型组（MOD）、地塞米松组（DEX）、罗氟司特组（ROF）、柚皮苷（YPG）组、化橘红提取物组（HE），各设置 1 个技术重复。共采集到 300284 张谱图，利用 MascotPercolator 工具，在表达差异 Q-value≤0.01 的条件下[119]，共鉴定出 12232 个肽段及 3528 个蛋白。鉴定结果信息见表 5 – 3。

表 5 – 3　蛋白鉴定总体信息

Sample Name	Total Spectra	Spectra	Unique Spectra	Peptide	Unique Peptide	Protein
mouse	300284	44793	38096	12232	11530	3528

不同长度肽段所占的百分比及蛋白质量分布如图 5 – 3、图 5 – 4 所示，结果显示蛋白酶解后的样品肽段分布呈正态分布，说明样品质量良好，蛋白酶解有效、充分，蛋白分布均匀、连续，可进行后续实验。蛋白鉴别过程中，特异肽段（unique peptide）可作为蛋白的标签，用来确定蛋白种类。从图 5 – 5 可看出，鉴定的蛋白至少含有 1 个特异肽段，但蛋白数目随所匹配的特异肽段数量的增多而减少。

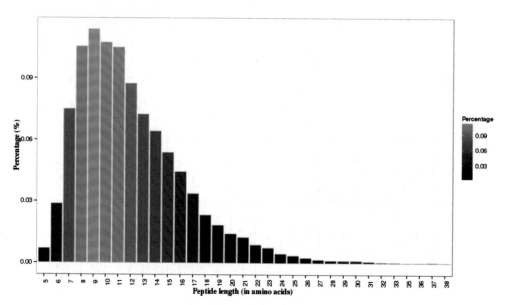

图 5 – 3　肽段长度分布

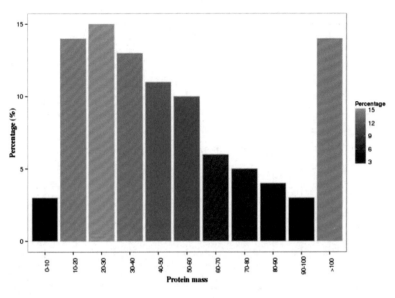

图 5 - 4　蛋白质量分布

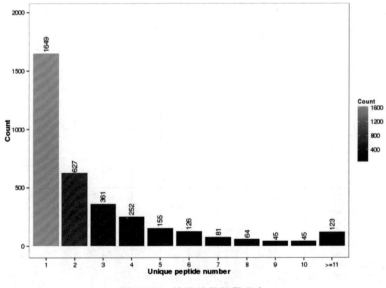

图 5 - 5　特异肽段数量分布

（三）蛋白质定量

采用 IQuant（BGI）软件进行定量分析，将 6 组样品结果两两比较，选取表达差异 Q-value ＜0.05 的蛋白作为差异蛋白。差异蛋白统计结果见表 5 - 4 至图 5 - 6。

表 5 - 4　iTRAQ 标签标记

组别	标签	组别	标签
CON	113	ROF	116
MOD	114	YPG	117
DEX	115	HE	118

表 5 - 5　组间差异表达蛋白统计

比较组	上调蛋白数目	下调蛋白数目	总差异蛋白数目
MOD-VS-CON	57	60	117
DEX-VS-MOD	119	113	232
ROF-VS-MOD	47	31	78
YPG-VS-MOD	49	35	84
HE-VS-MOD	63	58	121
DEX-VS-CON	94	86	180
ROF-VS-CON	82	72	154
YPG-VS-CON	54	59	113
HE-VS-CON	46	41	87
DEX-VS-ROF	96	120	216
DEX-VS-YPG	130	101	231
DEX-VS-HE	79	57	136
ROF-VS-YPG	47	27	74
ROF-VS-HE	65	65	130
YPG-VS-HE	45	65	110

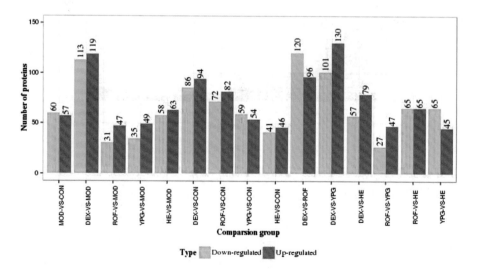

图 5 - 6　不同组间差异表达蛋白数目统计柱形图

（四）差异蛋白聚类分析

对差异蛋白进行聚类分析，并利用热图进行可视化处理，图5-7从整体上显示不同组间差异蛋白的关联性和差异性，图中红色表示蛋白下调，绿色表示蛋白上调，颜色越鲜艳则变化倍数越高，颜色越深则变化越小。可以看出，阳性药DEX对造模引起的差异表达蛋白（MOD/CON）均具有不同程度的回调，而阳性药ROF则仅对个别差异蛋白具有调控作用。这说明DEX对于急性炎症具有广泛、快速、强大的治疗作用；而罗氟司特作为磷酸二酯酶4的选择性抑制剂，对急性炎症的调控能力较弱。HE和YPG对差异蛋白都具有一定的回调能力，但调控的对象分别为不同类的差异蛋白，提示单一化合物和多成分药物在作用机制上存在差异。4种受试药物对造模引起的差异表达蛋白的总体调控能力由强到弱依次为DEX > HE > YPG > ROF。

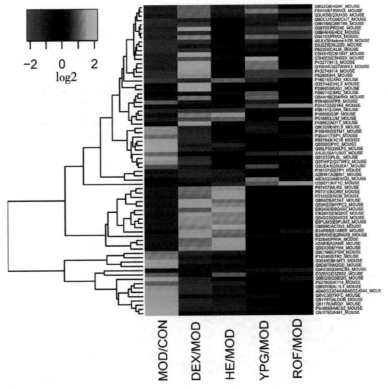

图5-7　差异表达蛋白聚类分析

（五）所有蛋白的 GO 注释及信号通路注释

通过 GO 注释及信号通路注释，对所有鉴定的蛋白类型、功能及参与的生物过程及信号通路有一个整体的了解，为下一步的富集分析提供参考。通过 GO 分析，共得到 57 条注释，包括与细胞组成相关的 16 条（图 5-8），与分子功能相关的 18 条（图 5-9），与生物过程相关的 23 条（图 5-10）。其中细胞组分中较多的注释为细胞零件（cell part，19.14%）、细胞（cell，19.14%）、细胞器（organelle，15.85%）；分子功能较多注释为结合活性（binding，49.46%）、催化活性（catalytic activity，28.41%）；生物过程中较多注释为细胞过程（cellular process，12.41%）、代谢过程（metabolic process，10.27%）、单组织过程（single-organism process，10.22%）。

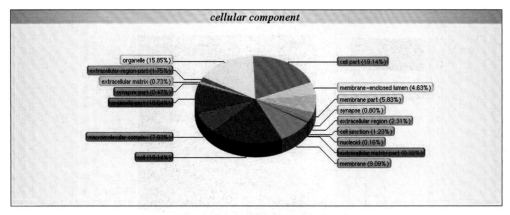

图 5-8　所有蛋白的 GO 注释结果饼状图（细胞组分）

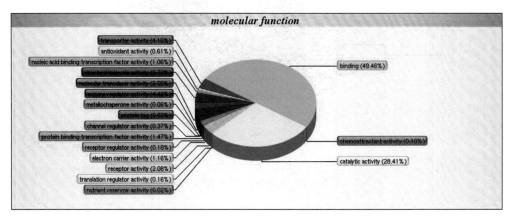

图 5-9　所有蛋白的 GO 注释结果饼状图（分子功能）

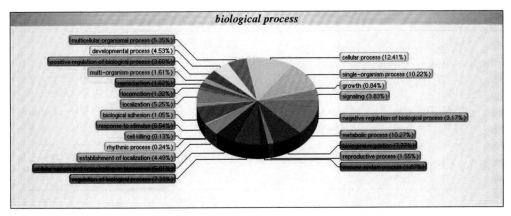

图5-10　所有蛋白的 GO 注释结果饼状图（生物过程）

对所有鉴别的蛋白进行 KEGG 信号通路注释，共得到 301 条相关通路，每条通路至少包含 1 个蛋白。蛋白分布较多的通路有：代谢通路（Metabolic pathways，包含 544 个鉴别的蛋白）、肌动蛋白细胞骨架调节通路（Regulation of actin cytoskeleton，包含 201 个蛋白）、癌症相关通路（Pathways in cancer，包含 193 个蛋白）、黏着斑通路（Focal adhesion，包含 173 个蛋白）、癌症中蛋白聚糖通路（Proteoglycans in cancer，包含 171 个蛋白）、Rap1 信号通路（Rap1 signaling pathway，包含 168 个蛋白）、内吞作用通路（Endocytosis，包含 163 个蛋白）、PI3K-Akt 信号通路（PI3K-Akt signaling pathway，包含 160 个蛋白）、吞噬体通路（Phagosome，包含 155 个蛋白）、白细胞跨内皮迁移（Leukocyte transendothelial migration，包含 140 个蛋白）。

（六）差异蛋白 GO 富集分析结果

通过对不同组间的差异表达蛋白进行 GO 富集分析，找到富集差异蛋白的 GO 分类条目，可以提示不同组间的差异蛋白可能和哪些生物过程、分子功能及细胞组分的改变直接相关（表5-6 至表5-8）。

表5-6　GO 生物过程富集分析结果

组别	生物过程
MOD-VS-CON	代谢物前体及能量的生成（generation of precursor metabolites and energy）、小分子代谢过程（small molecule metabolic process）、对化学刺激的应答（response to chemical stimulus）、肌肉系统（muscle system process）
DEX-VS-MOD	对脂质的应答（response to lipid）、对细胞外刺激的应答（response to extracellular stimulus）、对嘌呤化合物的应答（response to purine-containing compound）、对营养水平的应答（response to nutrient levels）、糖皮质激素的应答（response to glucocorticoid stimulus）、对内源性刺激的应答（response to endogenous stimulus）

续上表

组别	生物过程
ROF-VS-MOD	染色质组装（chromatin assembly）
YPG-VS-MOD	对无机物的应答（response to inorganic substance）、染色质组装（chromatin assembly）、蛋白 – DNA 复合体亚基的组建（protein-DNA complex subunit organization）、DNA 包装（DNA packaging）
HE-VS-MOD	肌肉系统（muscle system process）、细胞氨基酸代谢过程（cellular amino acid metabolic process）

表 5 – 7　GO 分子功能富集分析结果

组别	分子功能
MOD-VS-CON	钙离子结合活性（calcium ion binding）
DEX-VS-MOD	氧结合活性（oxygen binding）
ROF-VS-MOD	DNA 结合活性（DNA binding）、磷脂酶 A2 活性（phospholipase A2 activity）
YPG-VS-MOD	谷胱甘肽转移酶活性（glutathione transferase activity）
HE-VS-MOD	氨基酸修饰结合活性（modified amino acid binding）、细胞骨架结构分子活性（structural constituent of cytoskeleton）

表 5 – 8　GO 细胞组分富集分析结果

组别	细胞组分
MOD-VS-CON	肌动蛋白细胞骨架（actin cytoskeleton）、肌球蛋白复合体（myosin complex）、丝状肌动蛋白（filamentous actin）
DEX-VS-MOD	细胞外组分（extracellular region part）、肌球蛋白复合体（myosin complex）、细胞外间隔（extracellular space）
ROF-VS-MOD	核小体（nucleosome）、蛋白 – DNA 复合体（protein-DNA complex）
YPG-VS-MOD	核小体（nucleosome）、蛋白 – DNA 复合体（protein-DNA complex）
HE-VS-MOD	收缩纤维（contractile fiber）、肌动蛋白细胞骨架（actin cytoskeleton）、肌球蛋白复合体（myosin complex）

　　模型组和正常组之间的差异蛋白富集结果表明，在香烟烟雾的刺激下，小鼠肺组织对化学刺激及外源性小分子物质代谢等过程受到激活；模型组的肌肉系统相关的过程也发生变化，结合组织病理学结果，造模组小鼠出现了肺水肿及炎症细胞渗出等状况，因此烟雾刺激可能影响了肺血管平滑肌细胞功能，从而引起肺血管通透性及肺血管形态学的改变。模型组和正常组间差异蛋白的分子功能主要体现在钙离

子结合活性的调节上，钙离子一方面直接参与肌细胞的收缩，同时也是重要的第二信使，可以与多种蛋白结合，参与包括炎症因子释放等多种信号调节过程[120]。在细胞组成方面，烟熏造模引起的差异表达蛋白主要富集于肌动蛋白细胞骨架及肌球蛋白结构。肌动蛋白细胞骨架在维持细胞结构及调节细胞间连接方面具有重要作用，烟熏造模可能同时影响了肺血管平滑肌细胞增殖和迁移、上皮细胞的完整性等。肌球蛋白收缩与丝状肌动蛋白细胞骨架重组可导致上皮屏障功能障碍，这也是炎症形成和发展的基础[121]。这些结果说明在香烟烟雾刺激下，小鼠肺组织中调节外源刺激物代谢、血管平滑肌功能以及上皮屏障功能等方面的蛋白表达发生改变。

在生物过程方面，DEX 给药引起机体对糖皮质激素的应答，包括调节脂质、嘌呤类化合物等营养物质合成和代谢，调控内源性及细胞外刺激诱导的免疫应答。在细胞组成方面，差异蛋白主要富集于细胞外组分及间隔、肌球蛋白复合体，提示 DEX 对肌球蛋白依赖的细胞形态改变以及细胞间的连接具有调控作用，反映了 DEX 调节血管渗透性、抑制炎症细胞定向移动的药理作用。

ROF 与模型组间的差异蛋白富集结果均与染色质组装相关。其中，染色体核心组蛋白作为调节基因转录的开关，是多种炎症因子及炎症信号通路的关键终端蛋白分子。ROF 是磷酸二酯酶 4 的特异性抑制剂，通过水解第二信使 cAMP 调控信号转导。已有研究表明，cAMP 可通过 PI3K-Akt-JNK 信号通路抑制组蛋白脱乙酰酶的降解[122]，从而对组蛋白水平进行调控[123]。ROF 可能通过抑制 cAMP 水解、调控组蛋白水平，发挥对炎症相关基因转录及蛋白合成的调节作用。

YPG 与模型组间差异蛋白富集结果在生物过程及细胞组分方面也包含染色质组装相关的 GO 条目，提示与 ROF 可能发挥类似的调控作用。此外，YPG 与模型组间的差异蛋白在对无机物的应答及谷胱甘肽转移酶活性方面也有显著富集。研究表明，在香烟烟雾的刺激下，气道产生氧化应激反应，诱导谷胱甘肽转移酶等内源性抗氧化物的产生[124]，YPG 对于调控炎症相关蛋白的合成及调控氧化应激反应均有一定的作用。

与模型组相比，HE 的作用主要体现在调控细胞骨架及氨基酸修饰结合活性方面。HE 对细胞骨架的调控可能与调节血管平滑肌功能及上皮屏障功能等作用相关；蛋白质氨基酸残基的修饰是生命活动普遍的调节方式，说明 HE 可能是通过对多种信号通路的调控发挥作用，显示中药混合物调节方式复杂多样的特点。

（七）烟熏致小鼠急性肺炎模型中的差异蛋白及信号通路富集分析

蛋白通常通过相互联系发挥一定的生物学功能。基于 KEGG 数据库，对差异表达蛋白进行通路富集分析，可以找到富集差异蛋白的信号通路条目，寻找不同样品的差异蛋白可能和哪些细胞通路的改变有关。将模型组和正常组比较得到的差异蛋白进行 KEGG 通路富集分析，共得到 8 条相关通路，分别为：①机体对外源性物质的代谢及有毒代谢衍生物的致癌作用相关通路。细胞色素 P450 对外源性物质的代谢通路（Metabolism of xenobiotics by cytochrome P450）、化学致癌作用通路（Chemical carcinogenesis）。②肺泡－毛细血管屏障功能相关通路。紧密连接通路（Tight junction）、黏着斑通路（Focal adhesion）、Rap1 信号通路（Rap1 signaling pathway）。③炎症反应相关通路。白细胞跨内皮迁移通路（Leukocyte transendothelial migration）、趋化因子信号通路（Chemokine signaling pathway）。④其他通路。缺氧诱导因子－1 信号通路（HIF－1 signaling pathway）。

1. 机体对外源性物质的代谢及有毒代谢衍生物的致癌作用相关通路

（1）细胞色素 P450 对外源性物质的代谢通路：作为外源性化学刺激物的香烟烟雾进入体内后，先在Ⅰ相代谢酶的作用下活化成有毒性的中间体，再经Ⅱ相代谢酶催化成亲水物质后排出体外。机体所受外源性化学物质的影响就取决于这两类酶的活性及相互平衡关系。细胞色素 P450（Cytochrome P450，CYP450）是最主要的Ⅰ相代谢酶，其中 CYP1A1 是 CYP450 家族的一员，可以调控烟前致癌物如芳香胺及多环芳香烃类(PAH)的代谢活化，同时有研究表明，CYP1A1 与吸烟人群患非小细胞肺癌有很大的相关性[125]；谷胱甘肽 S 转移酶（glutathione-S-transferase，GST）是最重要的Ⅱ相代谢酶，对致癌物质进行代谢失活，若缺乏Ⅱ相代谢酶，则难以对有毒的中间代谢产物进行有效代谢，从而提高机体对毒性的易感性。例如在肺组织中，PAH 受 CAP1A1 激活产生二醇环氧化物，谷胱甘肽 S 转移酶 M1（GSTM1）对二醇环氧化物进行解毒代谢。CAP1A1 激活作用和 GSTM1 失活作用间的失衡，会影响肺癌等疾病的发生[126]。

香烟中的尼古丁和苯并芘经 CYP1A1 代谢后分别转化生成有毒物质 4－甲基亚硝胺基－1－（3－吡啶）－1－丁酮[NNK,4－（N-Nitrosomethylamino）－1－（3－pyridyl）－1－butanone]和 7，8－二羟－9，10－环氧苯并芘（BPDE，BaP－7,8－dihydrodiol－9,10－oxide），NNK 和 BPDE 能够与体内多种生物大分子如蛋白质、DNA 等发生共价结合，在体内产生致癌作用。模型组和正常组相比，CYP1A1 蛋白表达上调 1.6 倍，说明香烟烟雾诱导了 CYP1A1 表达上调，刺激机体对外源物质代谢，同时也增加了有害物质的生成。与本章实验结果类似，在苯并芘诱导的小鼠肺癌模型中，苯并芘处理组的 CYP1A1 表达显著升高，同时柚皮素给药组 CYP1A1 表达降低，可能通过抑制苯并芘和芳香烃受体（AhR）的结合发挥作用，说明柚皮素可以通过抑制 CYP1A1，减少 PAH 代谢产生的致癌物的生成，对肺癌具有一定的治疗作用[127]。

谷胱甘肽 S 转移酶除了在外源物质的解毒代谢中发挥重要作用外，还可作为抗氧化物，参与机体的氧化应激反应。在香烟烟雾的刺激下，体内超氧化物及过氧化氢等活性氧类物质（ROS）增加，导致气道产生氧化应激反应[128]。ROS 可诱导谷胱甘肽 S 转移酶等内源性抗氧化物的产生，促进 ROS 代谢脱毒，保护组织不受氧化损伤。肺部主要表达的 GST 亚型有谷胱甘肽 S 转移酶 P、M、A（GSTP、GSTM、

GSTA），其基因多态性已被证明和多种呼吸疾病的易感性相关，如 *GSTP*1 的基因多态性与 COPD 易患病性相关，*GSTM1* 基因与肺癌患者中肺气肿、重度吸烟者中慢性支气管炎患病相关[129]。同时其表达水平与机体的氧化应激状态密切相关，研究表明 GSTP1 水平在吸烟者支气管中表达上调，而 GSTM1 水平没有明显差异；GSTP 和 GSTA 在轻度至中度 COPD 痰液上清液和巨噬细胞中表达升高[130]。在灰尘引起的角膜上皮细胞氧化应激反应中，也检测到 GSTP1 和 GSTM1 水平相应升高[131]。也有研究表明，在 GSTP 敲除小鼠中，出现气道高反应升高、嗜伊红细胞增多、气道重塑和杯状细胞增生[132]。这说明 GSTP 可以促进 ROS 及外源有毒物质的代谢脱毒、减轻组织氧化损伤；其表达呈现出随氧化应激水平的升高而升高，一定程度上代表了机体的氧化应激水平（图 5 - 11）。

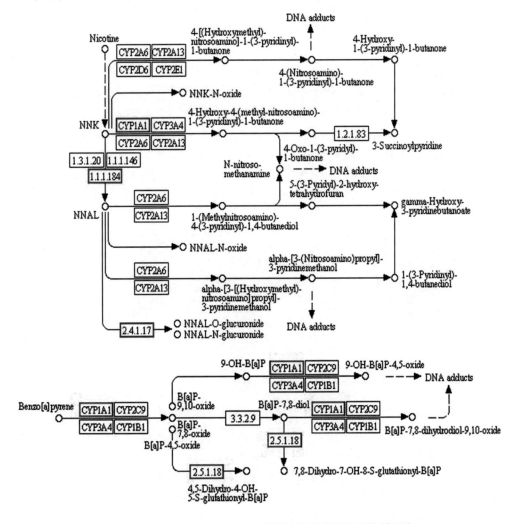

图 5 - 11　细胞色素 P450 对外源性物质苯并芘的代谢通路

与空白组相比，模型组 GSTP1 和 GSTM1 水平分别上调 1.5 倍和 1.3 倍，体现出烟雾刺激引起肺组织氧化应激反应的上调。与模型组相比，DEX 处理组 GSTP1 和 GSTM1 水平分别下调 70% 和 70%，HE 处理组分别下调 70% 和 80%，说明阳性药 DEX 和 HE 较好地降低了肺部的氧化应激反应。YPG 处理组 GSTM1 水平下调 80%、GSTP1 上调 1.3 倍，ROF 处理组 GSTM1 水平无差异、GSTP1 上调 1.5 倍，说明 YPG 对氧化应激的调控也具有一定作用，已有报道表明 YPG 可改善苯并芘导致的酶类抗氧化剂（SOD、CAT、GST）活性下降[127]，而 ROF 对烟雾引起的急性氧化应激调控能力较差。

（2）化学致癌作用通路：环境中的化学致癌物是人类癌症的重要诱发因子[133]。致癌物通过多种基因毒性和非毒性的机制致病，基因毒性致癌物可以通过直接或间接代谢攻击生物大分子，与 DNA 和 RNA 等大分子结合。如果 DNA 加合物逃避了细胞修复而存留下来，就可能会导致错误编码，产生永久突变；非基因毒性致癌物通过诱导炎症反应、免疫抑制、产生活性氧、受体的活化等机制诱导疾病的发生。此通路涉及的差异蛋白也为 CYP1A1 和 GST。此外，与模型组相比，DEX 和 ROF 组环氧化物水解酶（EH，epoxide hydrolase）表达上调 1.2 倍和 1.1 倍，而 YPG 和 HE 组 EH 蛋白表达没有差异。外源化学物质代谢产生的有毒环氧衍生物一方面可通过谷胱甘肽结合失活，同时也可以在环氧化物水解酶的诱导下，水合生成反式二氢二醇降低毒性。研究表明香烟烟雾对 EH 的抑制会减少环氧致癌物的失活，增加肺癌的患病风险[134]。因此，DEX 和 ROF 也可通过调控 EH 表达，促进体内有毒物衍生物的分解，减少疾病的诱发因素（图 5 - 12）。

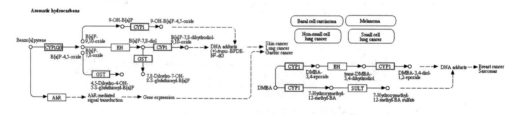

图 5 - 12　化学致癌性通路

2. 肺泡 - 毛细血管屏障功能相关通路

肺泡 - 毛细血管屏障是机体抵御外界环境刺激的重要结构，由微血管内皮细胞、肺泡上皮细胞及基膜构成。炎症或有毒介质的直接或间接作用可导致屏障功能障碍，使体液和生物大分子向细胞间隙和肺泡腔渗透，由此引发多种肺部疾病如肺水肿、急性肺损伤、呼吸窘迫综合征等的发生。屏障的完整性很大程度上依赖于细胞骨架网络的调节，包括细胞骨架重组、细胞间连接的破坏等。

细胞间连接主要有两种类型（图 5 - 13），紧密连接（tight juctions，TJ）和黏着连接（adherens juctions，AJ）。AJ 是构成内皮屏障的主要细胞连接类型，TJ 是主要构成上皮细胞屏障的连接类型。AJ 主要由 VE 钙黏蛋白及其细胞质结合伴侣组成，连环蛋白结合伴侣的同时将 AJ 锚定于肌动蛋白细胞骨架上。TJ 是肺泡上皮结构特点之一，它是相邻细胞质膜间围绕着细胞顶部形成的一条带状结构，包括闭合蛋白（occludin）和密封蛋白（claudin）两类跨膜蛋白，以及细胞质伴侣闭锁小带 ZO 蛋白，并通过 ZO 蛋白连接到肌动蛋白细胞骨架上。与 AJ 相比，TJ 调节机制目前研究尚未深入[135]。

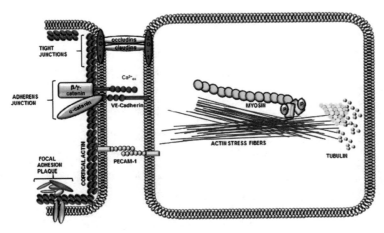

图 5 - 13　细胞骨架及细胞间连接[135]

（1）紧密连接调节通路与肺上皮屏障功能：相邻上皮细胞间的紧密连接是上皮屏障功能的基础，其结构与细胞骨架关系密切。和正常组相比，模型组中辅肌动蛋白 ACTN3 和肌动蛋白 ACTB 水平分别下调 70% 和 90%。与模型组相比，DEX 组 ACTN3 上调 1.6 倍，YPG 组 ACTB 上调 1.1 倍，HE 上调 ACTN3 和 ACTB 分别为 1.8 倍和 1.7 倍，而 ROF 组两种蛋白水平均无差异。

平行的肌动蛋白束交联构成大部分细胞骨架结构，肌动蛋白束对维持上皮连接的整体性及发挥屏障功能具有重要作用。炎症刺激、ROS 和细菌内毒素均可诱导上皮肌动蛋白丝减少、解聚，或结构重组形成空泡或张力丝样等不同收缩性的结构[136]。肌动蛋白丝组装成束状需要肌动蛋白交联蛋白，如辅肌动蛋白等[137]。模型组 ATCN3 和 ACTB 表达均有下调，说明模型组肌动蛋白的组装受到损害，使上皮结构完整性降低。DEX、YPG、HE 对肌动蛋白组装受阻均具有一定的改善，其中 HE 调控力度最强，可同时促进肌动蛋白丝的组装并抑制其解聚。

细胞骨架的收缩形成向心力，细胞间的黏连作用提供扩张力，两种力之间达到平衡才能维持屏障正常功能。当收缩大于黏附时，上皮通透性增高。细胞收缩受肌动蛋白和肌球蛋白共同影响。肌球蛋白由 2 条重链和 4 条轻链组成，轻链又分为 2 条基础轻链和 2 条调节轻链，前者的作用是稳定重链结构，后者是肌球蛋白轻链激酶 MLCK 作用位点，用来调节肌球蛋白的活性。上皮细胞的收缩由磷酸化的肌球蛋白轻链启动[138]，其中肌球蛋白轻链9（MYL9）是肌球蛋白的重要组分，与细胞运动、变形和迁移有密切联系。研究表明，MYL9表达上调时，癌细胞的迁移性及基底膜侵袭力增加[139]。肌球蛋白调节轻链（MLRS）是肌球蛋白的主要调控单位，通过肌钙蛋白和钙离子的调控调节肌肉收缩[140]。

与正常组相比，模型组中 MYL9 上调 1.3 倍，肌球蛋白重链 1（MYH1）、肌球蛋白重链 4（MYH4）和 MLRS 分别下调 40%、40%、60%。与模型组相比，DEX组 MYL9 下调 80%，MYH1、MYH4、MLRS 分别上调 2.0 倍、3.2 倍、2.5 倍；YPG 组 MYL9 下调 80%，HE 上调 MYH1、MYH4 和 MLR 分别为 1.6 倍、3.4 倍、2.7 倍，而 ROF 组几种蛋白水平均无差异。结果表明，DEX、YPG 和 HE 可以较好地改善烟熏造成的肌球蛋白结构重组，维持细胞骨架和屏障结构的稳定，而 ROF 则作用较弱。

烟熏引起的炎症刺激也可诱导紧密连接的某些蛋白缺失，破坏上皮完整性，使炎症细胞可快速迁移通过。例如，在哮喘和囊性纤维化患者的支气管上皮细胞中，ZO-1 和细胞间黏附分子 JAM 表达下降，从而导致气道上皮屏障功能障碍，嗜酸性粒细胞内流[141]。本章实验中，模型组 JAM 表达下调，表明模型组肺泡上皮细胞间的紧密连接受到破坏，这也与组织病理切片中模型组细支气管中出现炎性细胞渗出的结果一致。但几个给药组中，只有 DEX 对细胞黏附分子 JAM 表现出调控作用（图 5 - 14）。

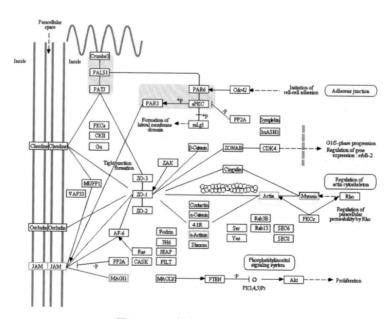

图 5 - 14　紧密连接调控通路

（2）黏着斑调节通路与肺血管内皮屏障功能：黏着连接是构成肺血管内皮屏障的主要细胞连接类型，分为细胞 - 细胞间的连接及细胞 - 细胞外基质连接两种情况，前者称为黏着带，后者称为黏着斑。几个组间的差异蛋白富集于黏着斑调节通路，说明烟熏造模及几种药物主要影响细胞－细胞外基质的连接情况。

黏着斑是细胞与细胞外基质接触点形成特定结构，通过膜整合蛋白、肌动蛋白细胞骨架及细胞外基质粘连蛋白将细胞与细胞外基质连接起来。黏着斑结构可分为两部分：一部分参与跨膜受体和肌动蛋白细胞骨架的结构连接；另一部分为信号分子，如蛋白激酶、磷酸酶、多种衔接蛋白等，激活下游信号通路。两部分结构共同调控细胞间的黏附和肌动蛋白细胞骨架的重组。

ACTN3、MLRS、MYL9 和细胞骨架收缩之间的关系已在前面进行了讨论。此外，有报道表明，在动脉组织中由于衰老和损伤导致的 MYL9 表达上调，会造成血管通透性升高[142]。因此，这 3 个蛋白水平的变化体现了内皮细胞收缩状态及内皮屏障通透性的改变。

血小板反应蛋白 1（TSP1）是一种介导细胞－细胞间及细胞－基质间相互作用的细胞外基质（ECM）黏着糖蛋白。研究表明，在小鼠缺氧模型中 TSP1 表达上升，纤维原母细胞和肺动脉平滑肌细胞的迁移增加，内皮细胞间的相互作用受到破坏；其机制可能是 TSP1 作用于电压门控通道，从而促进低氧条件下内皮细胞功能紊乱，低氧诱导因子 HIF-α2 在此过程中与 TSP1 联系密切且呈正相关[143]。在血管平滑肌细胞中 TSP1 可作为 NO 的拮抗剂，影响肌动蛋白丝组装及肌球蛋白轻链的磷酸化，抑制血管的松弛[144]。缺氧条件下，人肺动脉平滑肌细胞中 TSP1 和 TGF-β1 表达升高，促进细胞增殖，TSP1 介导的 NOX4 表达在其中发挥了重要作用[145]。TSP1 也被发现在肺动脉高血压患者中表达上调[143]。

与正常组相比，模型组 TSP1 表达上调 1.3 倍，说明烟熏造模导致肺部产生低氧环境，引起 TSP1 表达变化，通过影响细胞骨架导致血管内皮功能屏障功能破坏、平滑肌增殖和迁移增加。几个药物处理组中，只有 DEX 组 TSP1 表达下调了 80%，其他几个药物没有表现出调控作用。

PDLIM5 是含有 1 个 PDZ 和 3 个 LIM 结构功能域的蛋白，在聚集特异性蛋白形成桩蛋白（paxillin）的过程中，具有重要的介导作用。桩蛋白是黏着斑位点上使肌动蛋白与细胞膜附着的细胞骨架蛋白，在细胞骨架相关信号通路中起着非常重要的作用，如整合蛋白介导的细胞骨架的再组织等。因此，PDLIM5 与细胞骨架的调节具有直接关系。目前研究发现，PDLIM5 可以通过影响 TGF-β3、TβR1、TGF-β 活性、Smad2，以及磷酸化 Smad2/3 及其在细胞核中的定位，对 TGF-β/Smad 信号通路发挥调控作用；同时在不同种类细胞中，具有不同的调控作用。在肺动脉平滑肌细胞中，PDLIM5 抑制 TGF-β/Smad 通路；而在肺泡上皮细胞中，PDLIM5 对 TGF-β/Smad 通路具有促进作用。TGF-β/Smad 通路可诱导血管重塑及肺纤维化，因此肺动脉高血压的治疗需要 PDLIM5 激活剂，而肺纤维化治疗则需要 PDLIM5 抑制剂[146]。

与正常组相比，模型组 PDLIM5 表达下调 80%，说明在烟熏刺激下，肺血管 TGF-β 通路活性升高、血管重塑增强、内皮屏障损伤；同时肺泡上皮细胞中 TGF-β

通路活性降低，肺泡上皮细胞向间质细胞转化减少，在烟熏引发的炎症急性期，纤维母细胞对组织修复还处在较低的水平。与模型组相比，DEX、ROF、YPG、HE 分别使 PDLIM 上调 1.2 倍、1.1 倍、1.2 倍、1.1 倍，表明几种药物可能具有改善内皮功能障碍、促进组织修复等作用。

Rap1 是 RAS 超家族中的一类小分子 G 蛋白，具有调控细胞极性建立、调控淋巴细胞趋化运动、促进整联蛋白介导的细胞黏附、调控细胞间连接的形成等作用。研究表明，环前列腺素给药后，可有效促进野生型小鼠肺上皮细胞屏障的修复，促进 LPS 诱导的炎症的消退，而 Rap1A 敲除小鼠则没有这种作用。这说明 Rap1A 与内皮屏障的修复密切相关[147]。与正常组相比，模型组 Rap1A 下调 90%；与模型组相比，DEX 组上调 1.2 倍，YPG 上调 1.3 倍，HE 上调 1.1 倍。

Rap1 的变化同时影响了 Rap1 信号通路（Rap1 signaling pathway），Rap1 信号通路与细胞黏附、细胞间连接及细胞极性的形成等多种进程相关。研究表明，Rap1A 缺失导致淋巴细胞和血小板反应蛋白的活化[148]；Rap1 的过表达则导致与胞外基质黏附性增强，趋化性大大降低[149]；Rap1 通过调节黏着斑蛋白的重定位，对细胞间黏着连接的形成具有正调控作用[150]。本章实验结果表明，烟熏造模引起 Rap1 表达降低，TSP1 蛋白水平升高，同时肌动蛋白细胞骨架蛋白表达下调，由此导致细胞黏附连接强度降低、细胞迁移增加；各给药组通过回调 Rap1 表达水平，维持细胞黏着连接的完整性。

Rap1 的激活有多种途径，其中一种就是被亲同种抗原的血管内皮钙黏蛋白（VE 钙黏蛋白）激活，这一过程需要 MAGI - 1 的参与。具体过程为 MAGI - 1 与 β 连环蛋白结合，作用于 Rap1 相关的鸟嘌呤核苷交换因子 PDZ - GEF1，导致 Rap1 的激活。模型组中烟熏诱导的 Rap1 表达下调可能与 MAGI 表达下调相关（图 5 - 15、图 5 - 16）。

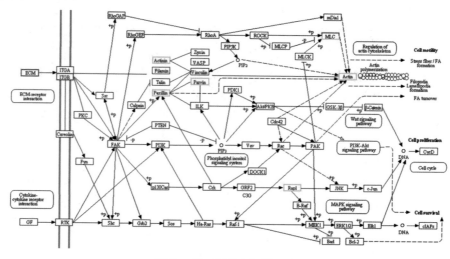

图 5 - 15 黏着斑调控通路

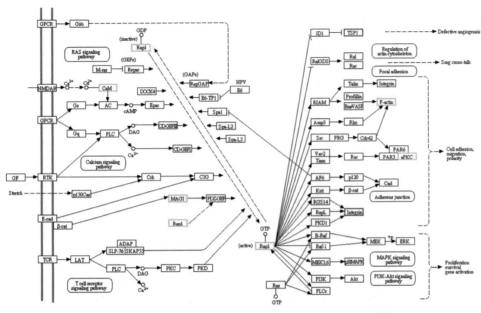

图 5 – 16　Rap1 信号通路

3. 炎症反应相关通路

（1）白细胞跨内皮迁移通路：白细胞从血液向组织中迁移是免疫监控和炎症反应中至关重要的环节。在渗出过程中，白细胞先与内皮细胞黏附分子（JAM）结合，通过前端突出和尾部收缩向前移动，迁移通过血管内皮。

与正常组相比，模型组肌动蛋白骨架相关蛋白表达下调，一方面，说明烟熏使内皮细胞肌动蛋白丝结构破坏，促使炎症介质诱导的血管中大分子物质的渗漏[151]。另一方面，白细胞中肌球蛋白表达水平的变化，也导致白细胞由于细胞骨架发生重排而变形性增加，在血管内滞留减少[152]。给药组通过调节白细胞肌动蛋白丝的重排以及内皮细胞肌动蛋白丝的组装，抑制白细胞形态改变及其向血管外游出。

除了细胞骨架的作用外，白细胞迁移还受到白细胞表达受体与血管内皮表达配体之间的相互作用。整合素 β1（ITGB1）就是介导这种相互作用的一种细胞黏附分子。ITGB1 是一个细胞外基质蛋白跨膜受体，与其配体结合后，通过 FAK-Ras-MAPK 及 FAK-STAT1 等通路将信号向细胞内传递，从而影响后续一系列基因的表达；整合素的胞内域通过细胞骨架蛋白将细胞内信号传递到细胞外，通过调节整合素的亲和力，改变其与配体的结合、聚集，从而调节细胞间的黏附及细胞外基质的变化。细胞过表达 ITGB1 可使细胞迁移和黏附能力明显提高[153]。与空白组相比，模型组 ITGB1 表达上调，体现出白细胞黏附作用增强，在炎症部位聚集；与模型组相比，ROF 和 YPG 组 ITGB1 表达水平下调，抑制了白细胞的黏附及迁移（图 5 – 17）。

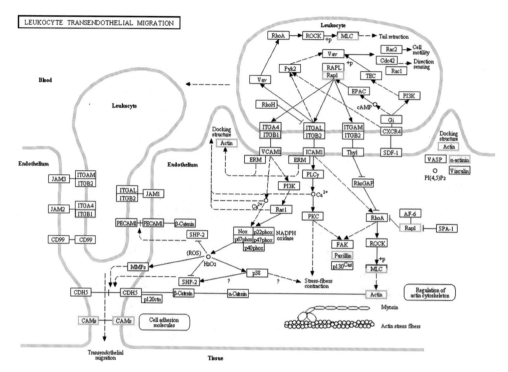

图 5 - 17　白细胞跨内皮迁移通路

（2）趋化因子信号通路：炎性细胞迁移受多种趋化因子及其受体协调。趋化因子与其相应受体结合后，能激活一系列细胞内信号传导过程，如磷酸肌醇 3 激酶等，诱导细胞肌动蛋白骨架变化、细胞形态改变，导致细胞定向迁移[154]。与正常组相比，模型组趋化因子配体（CXCL）表达上调 1.8 倍，表明烟熏造模可引起 CXCL7 释放增多，诱导的中性粒细胞向炎症部位聚集，加重炎性细胞浸润。COPD 急性加重期患者的支气管黏膜中，CXCL7 表达升高，伴随中性粒细胞激活增加[155]，与本章实验结果一致。与模型组相比，DEX 给药后 CXCL7 下调 50%，ROF 给药后下调 60%，YPG 给药后下调 70%，而 HE 给药后没有显著变化。这说明 DEX、ROF、YPG 都具有降低趋化因子表达、抑制炎性细胞浸润的作用，而 HE 在这方面活性较弱。

4. 缺氧诱导因子 -1 信号通路（HIF -1 signaling pathway）

HIF -1α 是一个分子开关，根据氧浓度来调节基因表达。在正常条件下，HIF -1α 先被氧依赖性脯氨酰羟化酶（HIF-PH）羟基化，再通过泛素介导的蛋白水解途径降解。在缺氧条件下，HIF -1α 在胞浆内积聚，并转移到细胞核内，和 HIF -1β 形成异二聚体即 HIF -1。烟熏刺激可导致小鼠肺部出现低氧环境，诱导 HIF -1 的表达，HIF -1 和 DNA 结合启动缺氧诱导基因的表达，如糖酵解途径相关的烯醇酶1（ENO1）、甘油醛 - 3 - 磷酸脱氢酶（GAPDH）等，从而调节机体对氧缺乏的适应性。本章实验结果表明，模型组在烟雾刺激下，ENO1 和 GAPDH 表达下调，而 DEX 和 HE 给药回调了这两个蛋白的表达。模型组在低氧环境下细胞能量代谢障碍，导致细胞凋亡和组织破坏；DEX 和 HE 通过上调 ENO1 和 GAPDH 表达，调节能量代谢系统，促进组织细胞对低氧环境的适应。此外，也有研究表明 GAP-DH 与炎症有关。在 LPS 诱导的小鼠急性肺损伤模型中，GAPDH 预注射可显著降低血浆中炎性细胞因子水平，减少肺损伤及中性粒细胞浸润。同时，肺组织中炎性细胞因子基因表达水平及血浆中趋化因子的表达水平也显著降低[156]。在人单核细胞和巨噬细胞中，GAPDH 可以和 TNF 的 mRNA 结合，抑制 TNF 的 mRNA 与核糖体结合，通过转录后抑制减少 TNF 释放[157]。与正常组相比，模型组 GAPDH 下调90%，DEX 上调1.2倍，HE 上调1.2倍。这说明 DEX 和 HE 通过调节能量代谢酶 GAP-DH，抑制 TNF 等炎症因子表达，减少中性粒细胞与内皮的黏附，从而降低炎症反应。同时，也说明能量代谢和炎症之间具有密切关系。

（八）不同给药组间差异蛋白信号通路富集结果

各组间信号通路富集结果如图5 - 18 所示。

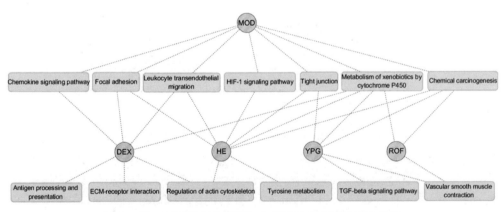

图5 - 18　不同组间差异蛋白的 KEGG 信号通路富集结果

1. 阳性药地塞米松作用通路分析

地塞米松是临床使用较广泛的糖皮质类激素药物。地塞米松 KEGG 通路富集结果与其已知的作用机制一致。如通过对抗原加工和呈递通路的调节（图5 - 19），下调巨噬细胞 MHCⅠ、MHCⅡ类抗原的表达，降低 T 淋巴细胞向淋巴母细胞转化，抑制细胞介导的免疫反应[158]。在细胞骨架调节通路方面，地塞米松可通过增加聚合肌动蛋白的总量、提高调节肌动蛋白的 GTPase RhoA 活性，来维持肌动蛋白丝的稳定性，这是糖皮质激素特异的保护作用[159]。地塞米松通过调节黏着斑、细胞外基质受体、白细胞跨内皮迁移及趋化因子信号通路，达到降低血管通透性、减轻组织充血、减少白细胞的渗出及募集，从而减轻组织炎症反应。

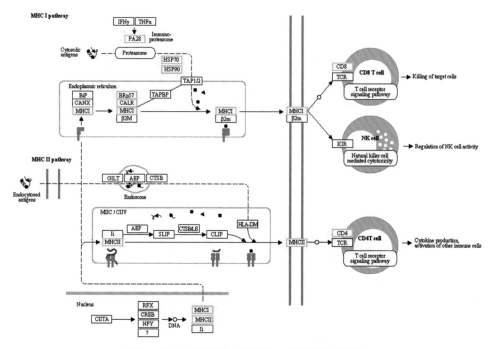

图 5 - 19　地塞米松对抗原加工呈递通路的调控

2. 阳性药罗氟司特作用通路分析

罗氟司特是长效选择性磷酸二酯酶 4 (PDE - 4) 抑制剂，PDE - 4 具有水解细胞内 cAMP 的功能，使其转变为失去活性的单核苷酸，是 cAMP 水解的唯一途径。PDE - 4 表达于大多数免疫及炎症相关细胞中，如气道平滑肌细胞、上皮细胞、巨噬细胞、中性粒细胞等[160]，在调节血管和其他组织平滑肌的功能中起关键作用[161]。罗氟司特通过抑制 cAMP 降解，提高细胞内 cAMP 水平，通过调节离子通道稳定膜电位，促进气道平滑肌松弛；同时，也可降低炎性细胞活性，阻断炎症信号的传递[162]。罗氟司特通路富集结果中的血管平滑肌调节通路结果，与其作用机制一致。

3. YPG 作用通路分析

通路富集结果表明，YPG 的作用也与血管平滑肌收缩调节通路、紧密连接及 TGF-β 信号通路的调节相关。

紧密连接是肺气道上皮细胞间的主要连接类型，YPG 的作用可能与呼吸道上皮的完整性及屏障功能密切相关。呼吸道上皮损伤导致屏障功能下降，一方面，会分泌大量过氧自由基，导致组织出现蛋白变性和凋亡，诱发气道炎症[163]；另一方面，气道上皮细胞受损后可分泌 MCP－1、IL－8 等炎症因子，诱发气道的巨噬细胞和中性粒细胞浸润[164]。YPG 给药后，可调控氧化应激相关的抗氧化酶类 GSTM1，以及炎症相关的趋化因子 CXCL7 等蛋白水平下调，表现出抗氧化和抗炎作用。

另外，烟雾刺激导致支气管上皮损伤后，致使介导咳嗽的主要神经纤维快适应机械受体 RAR 和 C 纤维暴露，更易被多种刺激活化而引发咳嗽[165]。C 纤维受刺激后，将冲动传入中枢神经的同时，也可通过轴突反射，在呼吸道局部释放 P 物质、神经肽和神经激肽 A 等，导致血管扩张、黏膜水肿、支气管痉挛、黏液腺分泌增多及炎症等状况的发生，进一步激活 RARs 受体，加剧咳嗽反射[166]。P 物质是一种常见的神经激肽，在呼吸系统上皮、平滑肌细胞、黏膜下腺体、炎性细胞中均有分布，储存在 C 纤维神经末梢的突触小泡内，吸烟、辣椒素、变应原的刺激及感染均可导致 C 纤维释放 P 物质增加，同时 P 物质也可反过来刺激 C 纤维[167]。

黏膜损伤后，C 纤维敏感性增强，使 P 物质释放增加，增强神经介导的气道平滑肌收缩[168]。P 物质也可通过刺激炎症细胞的聚集和活化，促进细胞因子的产生，促进上皮细胞、平滑肌细胞、纤维母细胞的增生，发挥促进炎症反应的作用，引发神经源性炎症[165,169]。

本团队前期研究结果表明，YPG 对电刺激辣椒素脱敏豚鼠迷走神经所致咳嗽具有显著的镇咳作用，这种作用可能与抑制 P 物质的释放有关[19]，并可能作用于外周 RARs 受体[170]。也有研究表明柚皮素是 TRPM8 激动剂，可能作用于非选择性阳离子通道家族 TRP 通道，从而减少 P 物质等神经递质的释放，抑制外周痛觉及炎症的发生[171]。因此，推测 YPG 可能通过维持肺上皮稳定性、修复气道损伤、减少 C 纤维活化及 P 物质释放，发挥止咳作用。

YPG 在转化生长因子－β（TGF-β）信号通路富集度最高，该通路在调控干细胞活性和器官形成中发挥着重要的作用。TGF-β 目前在哺乳动物中发现了 3 个亚型，其中以 TGF-β1 所占比例最高。TGF-β1 具有多种功能，参与调节细胞的生长和分化、免疫反应、炎症反应及损伤修复过程[172]。

外源刺激或炎症引起气道上皮损伤时，导致气道重构及修复，TGF-β1 在此过程中有重要作用[173]。例如，在哮喘患者及小鼠过敏原诱导哮喘的气道中，活化的 TGF-β1 明显增多[174]。TGF-β1 对气道的修复作用与诱导间充质干细胞（MSCs）从血液向肺组织的募集及迁移有关[175]；已有研究表明，MSCs 的募集及参与组织修复重塑过程受 TGF-β1 调节[176]。MSCs 是一类成熟的结缔组织干细胞，来源于骨髓，广泛分布于肺、肌肉、滑膜、肝、外周血及脂肪组织中。其表面表达有各种黏附分子及趋化因子，容易迁移并募集到不同组织中。此外，MSCs 还可作用于几乎所有的免疫细胞，如 T 细胞、B 细胞及 NK 细胞等，具有免疫抑制能力[177]。研究表明，MSCs 具有抑制肺部炎症的作用[178]，同时也可分化为上皮细胞和纤维细胞等参与组织修复与重塑[179-180]。然而，目前 MSCs 对气道的修复及重塑作用尚存在争议。早期阶段 MSCs 被募集到炎症或损伤部位，通过分泌生长因子和细胞因子，修复气道损伤；而在长期慢性哮喘模型中，间充质干细胞可能会分化为肌成纤维细胞，参与病理性修复或促进肺纤维化[181]。

本章实验中，YPG 引起 TGF-β 通路相关蛋白核心蛋白聚糖（decorin）和蛋白磷酸酶 2A（PP2A）表达下调。核心蛋白聚糖是细胞外基质中的小分子蛋白聚糖，对 TGF-β 的活化具有抑制作用；PP2A 对 TGFβ1 对下游信号的诱导激活发挥负调节作用[182]。因此，YPG 对这两个蛋白的表达下调可能会使 TGF-β 通路上调，并诱导 MSCs 向损伤部位迁移增多，对受损上皮进行修复；同时 MSCs 也可减少炎性细胞的聚集，抑制局部炎症。

本团队前期研究结果表明，YPG 可以抑制百草枯诱导的小鼠肺组织中 NF-κB 和 TGF-β 过表达，对急性肺损伤和肺纤维化具有保护作用[26]。其他研究也表明，在小鼠阻塞性肾纤维化模型中，TGF-β 信号通路中下游分子 Smad3 激活、Smad7 抑制，促进纤维化的发生；而 YPG 对 Smad3 有抑制作用，可作为潜在的抗纤维化药物[183]。本章实验中，与正常组相比，烟熏造模没有引起 TGF-β 信号通路相关的蛋白表达变化，YPG 对 TGF-β 表现出下调的作用；而在纤维化病变组织中，YPG 又可表现出抑制 TGF-β 过表达的作用，体现出中药双向调节的作用机制。同时，YPG 也可能在病程的不同阶段，对 TGF-β 产生不同的调控作用。

4. 化橘红提取物作用通路分析

化橘红提取物中 YPG 约占 70%，此外还含有一些母核相似的黄酮类成分及少量香豆素类成分。天然产物中的黄酮类具有多种生物活性，可通过调节外源物质代谢抑制致癌物的激活，通过抗炎、抗氧化等作用阻止致癌症及其他疾病的进程[184]。

化橘红提取物处理组的差异表达蛋白及富集的信号通路较多，体现出多成分药物对机体调控方式多样的特点。与 YPG 单独给药相比，化橘红提取物除了对紧密连接通路的调控外，还作用于黏着斑及肌动蛋白细胞骨架调节等通路。有研究发现，黄酮类成分对细胞黏附分子的调节作用与黄酮结构密切相关。在 TNF-α 诱导人动脉内皮细胞黏附分子过表达模型中，羟基黄酮（如芹菜素）、黄酮醇（如山柰酚和槲皮素），对黏附分子的表达具有抑制作用；而黄烷酮（如柚皮素）则没有；并且这种调节作用与黄酮的抗氧化活性无关[185]。化橘红提取物与黏附分子表达相关的黏着斑通路、肌动蛋白细胞骨架调节通路和白细胞跨内皮迁移通路存在较强的关联，而单给 YPG 则没有，与文献报道一致。这同时也体现出多成分药物可能会比单成分药物发挥更广泛的调控作用（图 5 - 20）。

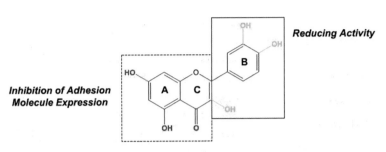

图5-20　黄酮类抑制黏附分子表达（红色）及抗氧化活性（绿色）的结构特征[185]

　　化橘红提取物的作用也与对酪氨酸代谢通路的调节相关。酪氨酸在哺乳动物体内主要有两条代谢途径：酪氨酸经酪氨酸酶催化变成 4 - 羟苯丙酮酸（HPPA），HPPA 被 HPPD 氧化为尿黑酸，最终代谢生成延胡索酸及乙酰乙酸，参与体内的三羧酸循环。另一途径为酪氨酸经酪氨酸羟化酶催化变为二羟苯丙氨酸，再经由芳香族氨基酸脱羧酶和酪氨酸酶的作用，生成黑色素和多巴胺、肾上腺素、去甲肾上腺素等儿茶酚胺类物质。化橘红提取物组调控酪氨酸向乙酰乙酸代谢的相关酶下调，可能会导致酪氨酸代谢为儿茶酚胺类物质增多。内源性儿茶酚胺释放可以激动气管平滑肌细胞的 β 受体，使气管平滑肌维持舒张[113]；其机制可能与抑制 L - 型钙通道，降低气管平滑肌细胞内钙离子浓度有关[114]。此外，已有研究表明肺泡上皮细胞可对肺泡内液体进行主动转运[115]，并且这种作用可以被儿茶酚胺依赖性机制上调，例如当 β2 - 受体兴奋剂特布他林存在时，离体人肺的肺泡液体清除率明显提高[116]。化橘红提取物可能通过对酪氨酸代谢通路的调节，维持气管平滑肌舒张、促进肺泡液体转运，发挥缓解气道痉挛引起的咳嗽及促进痰液排出的作用。此外，化橘红提取物还可能通过缺氧诱导因子信号通路调节能量代谢系统，促进细胞对低氧环境的适应以及抑制炎症反应。

（九）实验结果与预测结果的对比分析

　　结合蛋白质组学结果、预测结果及前期药理实验结果，得到化橘红整体作用机制（图5-21）。多个预测所得化橘红潜在靶点的相关通路，在蛋白质组学结果中得到了验证，包括平滑肌收缩通路、酪氨酸代谢通路、紧密连接通路、肌动蛋白细胞骨架调节通路、黏着斑通路和 MAPK 信号通路。这些通路也与本团队前期药理实验结果相印证。

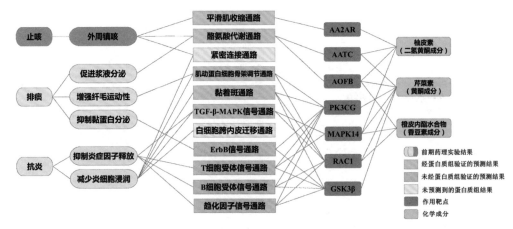

图 5 - 21　化橘红治疗呼吸疾病的整体作用机制

1. 止咳作用机制

预测结果显示柚皮素通过与 AA2AR 蛋白相互作用，影响平滑肌收缩通路。蛋白质组学结果表明，罗氟司特与 YPG 给药组的差异蛋白富集于平滑肌收缩通路。罗氟司特的作用机制已明确，为通过抑制水解 cAMP 的 PDE4 酶活性，提高细胞内 cAMP 水平，从而调节离子通道稳定膜电位，促进气道平滑肌的松弛。而柚皮素的潜在作用靶点腺苷受体 AA2AR，也能够通过调节腺苷酸环化酶活性从而影响细胞内 cAMP 水平。这提示柚皮素可能通过激活 AA2AR 受体，促进平滑肌松弛，发挥止咳作用。

预测结果显示，柚皮素、芹菜素、橙皮内酯水合物与 AATC 和 AOFB 蛋白有相互作用，这些蛋白涉及酪氨酸代谢通路；在蛋白质组学结果中，化橘红提取物组的差异蛋白也富集于酪氨酸代谢通路。酪氨酸代谢与内源性儿茶酚胺的释放相关，内源性儿茶酚胺可结合 β 能受体，调节细胞内钙离子浓度，影响平滑肌收缩性。因此，推测化橘红的止咳作用机制除了柚皮素与 AA2AR 的相互作用外，还与其对酪氨酸代谢通路的调节相关。

蛋白质组学结果表明，YPG 能够影响紧密连接通路，紧密连接是呼吸道上皮细胞间的主要连接形式，因此提示 YPG 可能对呼吸道上皮屏障具有保护作用。呼吸道上皮损伤可引发多种病理过程，如炎症因子的释放、RAR 受体和 C 纤维敏感性增强、纤毛损伤等。本团队前期实验结果也表明，YPG 可以显著抑制香烟烟雾、百草枯和脂多糖诱导的大鼠、小鼠肺组织 IL-8、TNF-α 释放；抑制香烟烟雾引起的豚鼠气道 P 物质水平升高[19]；同时也可增强家鸽气管纤毛运动。这提示 YPG 对呼吸道上皮屏障的保护作用可能在其抗炎、镇咳、化痰疗效的发挥中起到积极作用。

2. 化痰作用机制

酪氨酸代谢通路通过调控内源性儿茶酚胺与 β 受体的结合，一方面调节气道平滑肌收缩性，另一方面还可调节肺泡中液体转运，可能与促进浆液分泌的排痰机制相关。纤毛的活动与细胞骨架有关，当细胞骨架蛋白缺少时可导致纤毛运动功能障碍。因此，对细胞骨架的调节可能是化橘红增强纤毛运动的分子机制。与黏蛋白高分泌相关的 ErbB 信号通路，未在蛋白质组学中检测到相关蛋白的变化。其原因可能是对该信号通路的调控是通过调节某蛋白活性状态，而非直接影响蛋白表达；也可能是由于调控作用较弱，未引起蛋白水平的显著变化。

3. 抗炎作用机制

蛋白质组研究结果表明 YPG 与 TGF-β 通路联系紧密，预测结果表明化橘红化学成分与 MAPK14 间均有相互作用。TGF-β 可以作为 MAPK14 上游调控分子，共同参与 TNF-α 等多种炎性细胞因子基因表达的调控。前期结果也表明 YPG 可以显著抑制香烟烟雾、百草枯和脂多糖诱导的大鼠、小鼠肺组织 IL－8、TNF-α 释放。因此，推测 YPG 可能通过 TGF-β－MAPK 信号通路发挥抗炎作用，而化橘红中其他成分则可能通过共同作用于 MAPK14 发挥协同作用。

本章研究结果还显示 YPG 可能通过上调 TGF-β 通路发挥气道修复作用。而在前期研究中，YPG 可通过抑制 TGF-β 过表达改善百草枯引起的小鼠肺纤维化[26]。在烟熏造模没有引起 TGF-β 信号通路相关的蛋白表达变化的情况下，YPG 对 TGF-β 产生上调作用，促进气道损伤的修复；而在纤维化病变组织中，YPG 又可表现出抑制 TGF-β 过表达的作用，体现出中药双向调节的作用机制。

黏着斑通路对调控细胞外基质与细胞之间黏附分子的表达具有重要作用，与细胞内整合素及其他多条信号通路密切相关，介导细胞黏附和迁移，并通过复杂的级联放大反应改变内皮细胞骨架和黏附连接，进而促进炎症因子的释放和内皮细胞间隙的增大，影响组织炎症的发生和发展。这可能是化橘红抗炎作用机制之一。

另外，预测得到的 T 细胞受体、B 细胞受体及趋化因子信号通路，未在蛋白质组学结果中得到验证。预测结果中这 3 条通路相关的蛋白均为 PK3CG、GSK3β 和 RAC1，前两个蛋白是芹菜素的预测靶点，RAC1 是芹菜素和橙皮内酯水合物的预测靶点。由于化橘红中二氢黄酮含量较高，而这二者所代表的黄酮及香豆素类成分含量较低，因此未能引起相关蛋白水平的显著变化。

（十）本章小结

本章利用 iTRAQ 技术，从整体上分析化橘红对烟熏所致急性肺炎小鼠肺组织蛋白表达的调控作用；共鉴定了 3528 种蛋白，从中定量分析得到模型组和正常组，以及地塞米松、罗氟司特、YPG、化橘红提取物各给药组与模型组之间的差异表达蛋白，并对差异蛋白进行聚类分析、GO 富集分析和 KEGG 信号通路富集分析。

差异蛋白聚类分析结果体现了各给药组的整体蛋白水平调控作用。结果表明，4 种受试药物对烟熏造模引起的差异表达蛋白的总体调控能力由强到弱依次为地塞米松 > 化橘红提取物 > YPG > 罗氟司特。差异蛋白 GO 富集结果表明，烟熏造模主要使小鼠肺组织中调节外源刺激物代谢、血管平滑肌功能以及上皮屏障功能等方面的蛋白表达发生改变；地塞米松的作用与调节血管渗透性、抑制炎症细胞定向移动相关；罗氟司特和 YPG 的富集结果较类似，主要与染色质组装相关，二者具有调控炎症相关基因转录及蛋白合成的作用。此外，YPG 还与调控氧化应激相关；化橘红提取物的作用则主要体现在调控细胞骨架及氨基酸修饰结合活性方面。

KEGG 信号通路富集分析结果表明，烟熏造模引起的差异表达蛋白涉及的信号通路有：细胞色素 P450 对外源性物质的代谢通路、化学致癌作用通路、紧密连接通路、黏着斑通路、Rap1 信号通路、白细胞跨内皮迁移通路、趋化因子信号通路和缺氧诱导因子 –1 信号通路。阳性药地塞米松、罗氟司特的信号通路富集结果均与其已知的作用机制密切相关。YPG 组差异蛋白相关的通路主要包括血管平滑肌收缩调节通路、紧密连接通路和 TGF-β 信号通路，提示其药理作用可能与维持平滑肌舒张、维护肺上皮屏障功能稳定及修复气道上皮损伤有关；其中 TGF-β 信号通路仅在 YPG 组差异蛋白中显著富集。化橘红提取物组富集到的信号通路较多，体现了多成分多途径调控的特征；与 YPG 单独给药相比，化橘红提取物除了对紧密连接通路的调控外，还作用于黏着斑通路及肌动蛋白细胞骨架调节通路，可能对血管内皮屏障及炎细胞渗出具有更强的调控作用。此外，化橘红提取物还可能通过酪氨酸代谢通路及缺氧诱导因子信号通路，发挥缓解气道痉挛、促进痰液排出及抑制炎症反应等作用。

结合蛋白质组学结果、预测结果及前期药理实验结果对化橘红的整体作用机制进行综合分析，结果表明，预测得到的化橘红潜在靶点的相关通路，部分可被 iTRAQ 蛋白质组学实验所验证；这些通路与前期药理实验结果相印证。化橘红的外周镇咳作用可能与其主要成分 YPG 与平滑肌收缩通路中的 AA2AR 间的相互作用密切相关，其他成分则可能通过与酪氨酸代谢通路中的 AATC 和 AOFB 相互作用，起到协同作用。酪氨酸代谢通路同时也影响肺泡液体转运，可能与化橘红排痰作用机制相关。YPG 对 TGF-β-MAPK 信号通路的调控是化橘红抗炎作用中关键的分子机制，其他成分也同时作用于该通路中的 MAPK14，发挥协同作用。黏着斑通路及其相关靶点 PK3CG、RAC1、GSK3β，也在化橘红抗炎作用的发挥中具有重要作用。YPG 对呼吸道上皮屏障的保护及修复在其抗炎、镇咳、化痰疗效的发挥中起到了积极作用。此外，化橘红不同药理作用之间也可能通过共同的分子机制相互联系，如止咳与化痰作用通过酪氨酸代谢通路、化痰和抗炎作用通过肌动蛋白细胞骨架调节通路相互关联。

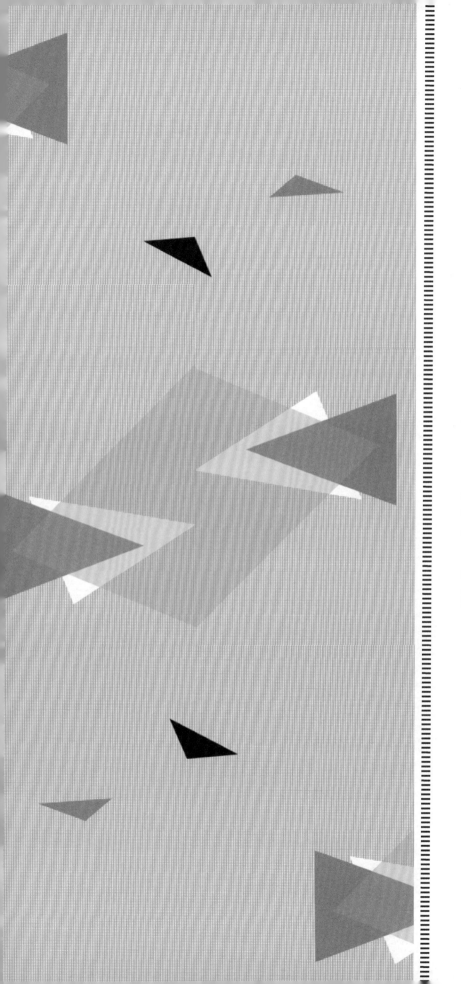

第六章　全书总结

化橘红是岭南道地药材，药用历史悠久，历版《中国药典》均有收载，用于治疗咳嗽痰多、食积伤酒、呕恶痞闷等症。目前市场上的化橘红药材多存在基源混乱、药用部位与法定药材标准不一致的问题。明确中药的化学物质基础是中药质量控制的前提，但不同基源、不同药用部位化橘红药材的化学成分异同尚需详细阐明。化橘红治疗呼吸疾病的临床疗效确切，前期药理实验结果表明其具有止咳、化痰、抗炎等多种作用。然而，其多成分、多靶点、多途径的整体作用机制值得进一步探讨。中医理论强调机体的整体性，中药的优势也在于其整体功效，而中药复杂的化学成分和药理作用给中药研究带来了巨大挑战。本书借助多种新的技术手段，从整体角度对化橘红的全化学成分及其治疗呼吸疾病的作用机制进行分析和研究，对化橘红的临床应用及相关疾病的治疗具有积极意义。

一、化橘红整体化学成分及不同基源、不同药用部位成分异同的系统分析

采用 UFLC-Triple TOF-MS/MS 技术，对化橘红化学成分进行系统在线分离和鉴定，共确证和指证了 48 个化合物。化橘红不同基源（化州柚和柚）、不同药用部位（幼果和皮）所含化学成分的种类没有区别，但含量却有明显的差异：化州柚中大部分黄酮、香豆素及柠檬苦素类成分的含量都远远高于柚，表明两种基源的药材质量差别较大；化州柚幼果的成分组成与果皮较相似，但其柚皮苷、柚皮素含量高于果皮，药材质量更佳。因此，建议法定药材标准对化橘红多基源进行拆分和细化，以避免用药混乱、以次充好；同时，也建议《中国药典》收录化州柚实际习惯药用部位化橘红胎（化橘红珠），以充分合理利用药材资源。

二、呼吸疾病化学基因组学数据库的构建

本书构建了呼吸疾病相关的化学基因组学数据库。该数据库集成了与呼吸疾病相关的 426 个蛋白等信息，并搭载多种系统药理学及化学信息学计算工具。其中，基于分子对接的 HTDocking 计算工具，包含 243 个呼吸疾病相关蛋白的 3557 种三维构型，可快速分析预测化合物与大量蛋白靶点间的相互作用。该数据库为呼吸疾病相关研究提供了一个综合平台，可以用于药物靶点预测、作用机制分析、小分子药物设计筛选等多方面的研究。

三、化橘红治疗呼吸疾病多成分、多靶点作用机制的预测分析

根据化橘红全成分分析结果，利用 HTDoking 分析工具，对其化学成分进行作用靶点预测及信号通路分析，构建成分－靶点－信号通路网络图，从整体上探讨化

橘红治疗呼吸疾病的分子作用机制及多成分、多靶点间的关联。结果表明，化橘红可能通过与 AA2AR、AATC、AOFB、MAPK14、PK3CG、GSK3β、RAC1 等蛋白相互作用，从而影响内皮屏障功能、痰液分泌、支气管收缩、免疫反应等多个环节的相关信号通路，发挥止咳、化痰和抗炎作用。同时，不同成分通过作用于同一靶点，或分别作用于同一通路中的不同靶点发挥协同作用；不同作用通路之间也存在相互影响的关系。

四、阐明化橘红在蛋白水平上的整体调控作用，同时对预测结果的验证

利用 iTRAQ 蛋白质组学技术，考察化橘红对烟熏所致急性肺炎小鼠肺组织蛋白表达的整体调控作用。共鉴定和定量了 3528 种蛋白，并对各组间的差异表达蛋白进一步分析，与预测结果相对照，探讨化橘红的作用机制。通过对蛋白质组学结果、预测结果及前期药理实验结果进行综合分析，预测所得的化橘红潜在靶点相关通路部分可被蛋白质组学实验所验证，同时也与化橘红止咳、化痰、抗炎药理作用相印证。结果表明，化橘红的止咳作用可能与其主要成分柚皮苷（YPG）和平滑肌收缩通路中的 AA2AR 间的相互作用密切相关，其他成分则可能通过与酪氨酸代谢通路中的 AATC 和 AOFB 相互作用，起到协同作用。酪氨酸代谢通路同时也影响肺泡液体转运，可能与化橘红化痰作用机制相关。YPG 对 TGF-β-MAPK 信号通路的调控是化橘红抗炎作用的关键分子机制，其他成分也可能同时作用于该通路中的 MAPK14 发挥协同作用。黏着斑通路及其相关靶点 PK3CG、RAC1 和 GSK3β，也在化橘红抗炎药效的发挥中起了重要作用。YPG 对呼吸道上皮屏障的保护及修复在其抗炎、镇咳、化痰疗效的发挥中起到了积极作用。此外，化橘红不同药理作用之间也可能通过共同的分子机制相互联系，如止咳和化痰作用通过酪氨酸代谢通路、化痰和抗炎作用之间通过肌动蛋白细胞骨架调节通路相互关联。

五、本书主要创新点

（1）采用 UFLC-Triple TOF-MS/MS 技术，比较了化橘红不同基源、不同药用部位的整体成分异同，为完善化橘红药材质量标准提供了依据。

（2）构建了呼吸疾病化学基因组学数据库，为呼吸疾病相关的药物靶点预测、作用通路机制分析、小分子药物设计筛选等多方面的研究提供了一个综合分析平台。

（3）结合网络药理学虚拟筛选与 iTRAQ 蛋白质组学实验验证，从整体角度揭示化橘红多成分、多靶点、系统调控的作用机制。本书为化橘红的临床应用及相关疾病的治疗提供了科学依据。

附录　本书缩略词

缩写	英文名称	中文名称
5-HT	5-hydroxytryptamine	5-羟色胺
8-OHdG	8-hydroxy-2′-deoxyguanosine	8-羟基脱氧鸟苷
ACTH	Corticotrophin	促肾上腺皮质激素
CORT	Corticosterone	皮质酮
COX-2	Cyclooxygenase 2	环氧合酶-2
CSD	Chronic sleep deprivation	慢性睡眠剥夺
ELISA	Enzyme-linked immunosorbent assay	酶联免疫吸附分析
GABA	γ-aminobutyric acid	γ-氨基丁酸
HLA	Human leukocyte antigen	人类白细胞抗原
HPA	Hypothalamic-pituitary-adrenal	下丘脑-垂体-肾上腺
HPLC	High performance liquid chromatography	高效液相色谱
HPT	Hypothalamic-pituitary-thyroid	下丘脑-垂体-甲状腺
IL	Interleukin	白介素
KEGG	Kyoto Encyclopedia of Genes and Genomes	京都基因与基因组百科全书
Krt	Keratin	角蛋白
KYQG	Kouyanqing granule	口炎清颗粒
LDA	Linear discriminant analysis	线性判别分析
LEfSe	Linear discriminant analysis Effect Size	线性判别分析效应大小
MCP-1	Monocyte chemoattractant protein-1	单核细胞趋化蛋白1
MDA	Malonaldehyde	丙二醛
MM	Metabolite module	代谢物模块
MMP-9	Matrix metalloproteinase 9	基质金属蛋白酶9
OPLSDA	Orthogonal partial least squares discriminant analysis	正交偏最小二乘判别分析法
OTU	Operational taxonomic unit	操作分类单元
PCoA	Principal coordinates analysis	主坐标分析
PM	Protein module	蛋白质模块

续上表

缩写	英文名称	中文名称
PPI	Protein-protein interaction	蛋白质相互作用
RAS	Recurrent aphthous stomatitis	复发性阿佛他性口炎
RAU	Recurrent aphthous ulcer	复发性阿佛他溃疡
ROU	Recurrent oral ulcer	复发性口腔溃疡
SOD	Superoxide dismutase	超氧化物歧化酶
T3	Triiodothyronine	三碘甲状腺原氨酸
TNF-α	Tumor necrosis factor-alpha	肿瘤坏死因子 – α
VIP	Variable importance in projection	投影变量重要度
WGCNA	weighted gene co-expression network analysis	加权基因共表达网络分析

参 考 文 献

［1］ 国家药典委员会. 中华人民共和国药典（一部）［M］.北京：中国医药科技出版社，2020：76-77.

［2］ 廖弈秋，李泮霖，廖文波，等. 南药化橘红基原考证［J］. 中药材，2015，38（2）：401-404.

［3］ 胡毓寰. 关于化州橘红［J］. 中医杂志，1959，9（6）：60-61.

［4］ 林励，陈志霞，袁旭江，等. 两种化橘红的质量鉴别［J］. 广州中医药大学学报，2004，21（4）：308-312.

［5］ 刘群娣，谢春燕，闫李丽，等. 化橘红化学成分的 HPLC-DAD-MS/MS 分析［J］. 世界科学技术（中医药现代化），2011，13（5）：864-867.

［6］ 文小燕，谭梅英，张诚光. 不同产地化橘红中柚皮苷的含量分析［J］. 湖南中医杂志，2013，29（6）：125-126.

［7］ 张秀明，陈志霞，林励. 毛橘红与光橘红的化痰及抗炎作用比较研究［J］. 中药材，2004，27（2）：122-123.

［8］ 李沛波，苏畅，毕福均，等. 化州柚提取物止咳作用及其机制的研究［J］. 中草药，2008，39（2）：247-250.

［9］ 陈志霞，林励，孙冬梅. 化橘红黄酮类成分的 HPLC 指纹图谱研究［J］. 中草药，2003，34（7）：657-661.

［10］ 苏薇薇，李泮霖，苏畅，等.岭南特色中药化橘红的研究［M］.广州：中山大学出版社，2020：135-172.

［11］ 苏薇薇，师瑞，吴灏，等. 柚皮苷防治 DPM 所致 COPD 的作用及机制研究［M］.广州：中山大学出版社，2021：73-108.

［12］ 古淑仪，宋晓虹，苏薇薇. 化州柚中香豆素成分的研究［J］. 中草药，2005，36（3）：341-343.

［13］ 张立坚，蔡春，王秀季. 橘红珠、橘红及化橘红挥发油成分的比较［J］. 广东医学院学报，2006，24（4）：344-345.

［14］ 程荷凤，李小凤，东野广智. 化橘红水溶性多糖的化学及体外抗氧化活性的研究［J］. 化学世界，2002，43（2）：84，91-93.

［15］ 邓少东，王莲婧，林励，等. 化橘红黄酮类成分 UPLC 与 HPLC 指纹图谱的比

较研究 [J]. 中草药, 2013, 44 (9): 1195 – 1198.

[16] 彭维, 苏薇薇, 邹威, 等. 一测多评法测定红珠胶囊中 6 种黄酮类成分的含量 [J]. 中药材, 2013, 36 (11): 1860 – 1863.

[17] 李沛波, 王永刚, 吴忠, 等. 以化橘红为基源的一类新药柚皮苷的临床前研究 [J]. 中山大学学报 (自然科学版), 2015, 54 (6): 1 – 5.

[18] LUO Y L, ZHANG C C, LI P B, et al. Naringin attenuates enhanced cough, airway hyperresponsiveness and airway inflammation in a guinea pig model of chronic bronchitis induced by cigarette smoke [J]. International immunopharmacology, 2012, 13 (3): 301 – 307.

[19] LUO Y L, LI P B, ZHANG C C, et al. Effects of four antitussives on airway neurogenic inflammation in a guinea pig model of chronic cough induced by cigarette smoke exposure [J]. Inflammation research, 2013, 62 (12): 1053 – 1061.

[20] 李沛波, 王永刚, 彭维, 等. 化州柚提取物对小鼠中枢神经系统影响的安全性药理学研究 [J]. 中药材, 2007, 30 (11): 1434 – 1436.

[21] 李沛波, 田珩, 王永刚, 等. 化州柚提取物对 Beagle 犬心血管系统和呼吸系统的影响 [J]. 南方医科大学学报, 2006, 26 (12): 1767 – 1768.

[22] LIN B Q, LI P B, WANG Y G, et al. The expectorant activity of naringenin [J]. Pulmonary pharmacology & therapeutics, 2008, 21 (2): 259 – 263.

[23] CHEN Y, WU H, NIE Y C, et al. Mucoactive effects of naringin in lipopolysaccharide-induced acute lung injury mice and beagle dogs [J]. Environmental toxicology and pharmacology, 2014, 38 (1): 279 – 287.

[24] NIE Y C, WU H, LI P B, et al. Naringin attenuates EGF-induced MUC5AC secretion in A549 cells by suppressing the cooperative activities of MAPKs-AP – 1 and IKKs-I κB-NF-κB signaling pathways [J]. European journal of pharmacology, 2012, 690 (1 – 3): 207 – 213.

[25] LIU Y, WU H, NIE Y C, et al. Naringin attenuates acute lung injury in LPS-treated mice by inhibiting NF-κB pathway [J]. International immunopharmacology, 2011, 11 (10): 1606 – 1612.

[26] CHEN Y, NIE Y C, LUO Y L, et al. Protective effects of naringin against paraquat-induced acute lung injury and pulmonary fibrosis in mice [J]. Food and chemical toxicology, 2013, 58: 133 – 140.

[27] NIE Y C, WU H, LI P B, et al. Anti-inflammatory effects of naringin in chronic pulmonary neutrophilic inflammation in cigarette smoke-exposed rats [J]. Journal of medicinal food, 2012, 15 (10): 894 – 900.

[28] LIU Y, SU W W, WANG S, et al. Naringin inhibits chemokine production in an

LPS-induced RAW 264. 7 macrophage cell line [J]. Molecular medicine reports, 2012, 6 (6): 1343 – 1350.

[29] CUSHNIE T P, LAMB A J. Antimicrobial activity of flavonoids [J]. Int J Antimicrob Agents, 2005, 26 (5): 343 – 356.

[30] CHEN Y T, ZHENG R L, JIA Z J, et al. Flavonoids as superoxide scavengers and antioxidants [J]. Free Radic Biol Med, 1990, 9 (1): 19 – 21.

[31] MARTIN M J, MARHUENDA E, PEREZ-GUERRERO C, et al. Antiulcer effect of naringin on gastric lesions induced by ethanol in rats [J]. Pharmacology, 1994, 49 (3): 144 – 150.

[32] LEE C H, JEONG T S, CHOI Y K, et al. Anti-atherogenic effect of citrus flavonoids, naringin and naringenin, associated with hepatic ACAT and aortic VCAM – 1 and MCP – 1 in high cholesterol-fed rabbits [J]. Biochem Biophys Res Commun, 2001, 284 (3): 681 – 688.

[33] SCHINDLER R, MENTLEIN R. Flavonoids and vitamin E reduce the release of the angiogenic peptide vascular endothelial growth factor from human tumor cells [J]. J Nutr, 2006, 136 (6): 1477 – 1482.

[34] YANG C P, LIU M H, ZOU W, et al. Toxicokinetics of naringin and its metabolite naringenin after 180 – day repeated oral administration in beagle dogs assayed by a rapid resolution liquid chromatography/tandem mass spectrometric method [J]. Journal of Asian natural products research, 2012, 14 (1): 68 – 75.

[35] WESTERHOFF H V. Network-based pharmacology through systems biology [J]. Drug discovery today: technologies, 2015, 15: 15 – 16.

[36] HOPKINS A L. Network pharmacology [J]. Nat Biotechnol, 2007, 25 (10): 1110 – 1111.

[37] HOPKINS A L. Network pharmacology: the next paradigm in drug discovery [J]. Nat Chem Biol, 2008, 4 (11): 682 – 690.

[38] YILDIRIM M A, GOH K I, CUSICK M E, et al. Drug-target network [J]. Nat Biotechnol, 2007, 25 (10): 1119 – 1126.

[39] XUE R, FANG Z, ZHANG M, et al. TCMID: traditional chinese medicine integrative database for herb molecular mechanism analysis [J]. Nucleic Acids Res, 2013, 41 (Database issue): D1089 – D1095.

[40] LI H, ZHAO L, ZHANG B, et al. A network pharmacology approach to determine active compounds and action mechanisms of ge-gen-qin-lian decoction for treatment of type 2 diabetes [J]. Evid Based Complement Alternat Med, 2014, 2014: 495840.

［41］ LIU H, WANG L, LV M, et al. AlzPlatform: an Alzheimer's disease domain-specific chemogenomics knowledgebase for polypharmacology and target identification research ［J］. Journal of chemical information and modeling, 2014, 54 (4): 10.

［42］ LI X, XU X, WANG J, et al. A system-level investigation into the mechanisms of Chinese Traditional Medicine: Compound Danshen Formula for cardiovascular disease treatment ［J］. PLoS One, 2012, 7 (9): e43918.

［43］ WANG L, LI Z, SHAO Q, et al. Dissecting active ingredients of Chinese medicine by content-weighted ingredient-target network ［J］. Mol Biosyst, 2014, 10 (7): 1905 – 1911.

［44］ ZHANG B, WANG X, LI S. An integrative platform of tcm network pharmacology and its application on a herbal formula, Qing-Luo-Yin ［J］. Evid Based Complement Alternat Med, 2013: 456747.

［45］ LIANG X J, LI H Y, LI S. A novel network pharmacology approach to analyse traditional herbal formulae: the Liu-Wei-Di-Huang pill as a case study ［J］. Molecular biosystems, 2014, 10 (5): 1014 – 1022.

［46］ ZHANG X, GU J, CAO L, et al. Network pharmacology study on the mechanism of traditional Chinese medicine for upper respiratory tract infection ［J］. Mol. BioSyst., 2014, 10 (10): 2517 – 2525.

［47］ SHENG S, WANG J, WANG L, et al. Network pharmacology analyses of the antithrombotic pharmacological mechanism of Fufang Xueshuantong capsule with experimental support using disseminated intravascular coagulation rats ［J］. J Ethnopharmacol, 2014, 154 (3): 735 – 744.

［48］ CHENG L, SUN X B, PAN G F, et al. Yindanxinnaotong, a Chinese compound medicine, synergistically attenuates atherosclerosis progress ［J］. Sci Rep, 2015, 5: 12333.

［49］ TAO W, XU X, WANG X, et al. Network pharmacology-based prediction of the active ingredients and potential targets of Chinese herbal *Radix Curcumae* formula for application to cardiovascular disease ［J］. J Ethnopharmacol, 2013, 145 (1): 1 – 10.

［50］ ZHENG C S, XU X J, YE H Z, et al. Computational pharmacological comparison of and used in the therapy of cardiovascular diseases ［J］. Exp Ther Med, 2013, 6 (5): 1163 – 1168.

［51］ WU L, WANG Y, CHENG Y, et al. Identifying roles of Jun-Chen-Zuo-Shi component herbs of QiShenYiQi formula in treating acute myocardial ischemia by network pharmacology ［J］. Chin Med, 2014, 9: 24.

[52] LUO F, GU J, CHEN L, et al. Multiscale modeling of drug-induced effects of re-duning injection on human disease: from drug molecules to clinical symptoms of disease [J]. Sci Rep, 2015, 5: 10064.

[53] SUN Y, ZHU R, YE H, et al. Towards a bioinformatics analysis of anti-Alzheimer's herbal medicines from a target network perspective [J]. Brief Bioinform, 2013, 14 (3): 327 – 343.

[54] ZHENG C, WANG J, LIU J, et al. System-level multi-target drug discovery from natural products with applications to cardiovascular diseases [J]. Mol Divers, 2014, 18 (3): 621 – 635.

[55] LIU J L, PEI M J, ZHENG C L, et al. A systems-pharmacology analysis of herbal medicines used in health improvement treatment: predicting potential new drugs and targets [J]. Evidence-based complementary and alternative medicine, 2013: 938764.

[56] GU J, GUI Y, CHEN L, et al. Use of natural products as chemical library for drug discovery and network pharmacology [J]. PLoS one, 2013, 8 (4): e62839.

[57] GU J, GUI Y, CHEN L, et al. CVDHD: a cardiovascular disease herbal database for drug discovery and network pharmacology [J]. J. Cheminf., 2013, 5: 51 – 56.

[58] XU Y, LUO Q, LIN T, et al. U12, a UDCA derivative, acts as an anti-hepatoma drug lead and inhibits the mTOR/S6K1 and cyclin/CDK complex pathways [J]. PLoS one, 2014, 9 (12): e113479.

[59] SUN H, ZHANG A, YAN G, et al. Proteomics study on the hepatoprotective effects of traditional Chinese medicine formulae Yin-Chen-Hao-Tang by a combination of two-dimensional polyacrylamide gel electrophoresis and matrix-assisted laser desorption/ionization-time of flight mass spectrometry [J]. J Pharm Biomed Anal, 2013, 75: 173 – 179.

[60] CHEN S, WU S, LI W, et al. Investigation of the therapeutic effectiveness of active components in Sini decoction by a comprehensive GC/LC-MS based metabolomics and network pharmacology approaches [J]. Mol. BioSyst., 2014, 10 (12): 3310 – 3321.

[61] LI X, WU L, LIU W, et al. A network pharmacology study of Chinese medicine QiShenYiQi to reveal its underlying multi-compound, multi-target, multi-pathway mode of action [J]. PLoS one, 2014, 9 (5): e95004.

[62] ZHAO FANG B L, LIU M Y, ZHANG M X, et al. Evaluating the pharmacological mechanism of Chinese medicine Si-Wu-Tang through multi-level data integration [J]. PLoS one, 2013, 8 (11): e72334.

[63] XIANG Z, SUN H, CAI X, et al. The study on the material basis and the mechanism for anti-renal interstitial fibrosis efficacy of rhubarb through integration of metabonomics and network pharmacology [J]. Mol. BioSyst., 2015, 11 (4): 1067 – 1078.

[64] ROSS P L, HUANG Y, MARCHESE J N, et al. Multiplexed protein quantitation in *Saccharomyces cerevisiae* using amine-reactive isobaric tagging reagents [J]. Molecular & cellular proteomics, 2004, 3 (12): 1154 – 1169.

[65] RAMACHANDRAN U, MANAVALAN A, SUNDARAMURTHI H, et al. Tianma modulates proteins with various neuro-regenerative modalities in differentiated human neuronal SH-SY5Y cells [J]. Neurochemistry international, 2012, 60 (8): 827 – 836.

[66] FRANCIOSI L, GOVORUKHINA N, FUSETTI F, et al. Proteomic analysis of human epithelial lining fluid by microfluidics-based nanoLC-MS/MS: a feasibility study [J]. Electrophoresis, 2013, 34 (18): 2683 – 2694.

[67] CAO W, ZHOU Y, LI Y, et al. iTRAQ-based proteomic analysis of combination therapy with taurine, epigallocatechin gallate, and genistein on carbon tetrachloride-induced liver fibrosis in rats [J]. Toxicology letters, 2015, 232 (1): 233 – 245.

[68] 姚新生. 中药活性成分研究与中药现代化 [J]. 中药新药与临床药理, 2003, 14 (2): 73 – 75.

[69] CHANG Y X, DING X P, QI J, et al. The antioxidant-activity-integrated fingerprint: an advantageous tool for the evaluation of quality of herbal medicines [J]. Journal of chromatography A, 2008, 1208 (1 – 2): 76 – 82.

[70] WANG C, PAN Y J, FAN G R, et al. Application of an efficient strategy based on MAE, HPLC-DAD-MS/MS and HSCCC for the rapid extraction, identification, separation and purification of flavonoids from Fructus Aurantii Immaturus [J]. Biomedical Chromatography, 2010, 24 (3): 235 – 244.

[71] LEE J H, LEE S J, PARK S, et al. Characterisation of flavonoids in *Orostachys japonicus* A. Berger using HPLC-MS/MS: Contribution to the overall antioxidant effect [J]. Food chemistry, 2011, 124 (4): 1627 – 1633.

[72] ZHENG G D, ZHOU P, YANG H, et al. Rapid resolution liquid chromatography-electrospray ionisation tandem mass spectrometry method for identification of chemical constituents in Citri Reticulatae Pericarpium [J]. Food chemistry, 2013, 136 (2): 604 – 611.

[73] ABAD-GARCIA B, GARMON-LOBATO S, BERRUETA L A, et al. On line

characterization of 58 phenolic compounds in *Citrus* fruit juices from Spanish cultivars by high-performance liquid chromatography with photodiode-array detection coupled to electrospray ionization triple quadrupole mass spectrometry [J]. Talanta, 2012, 99: 213 –224.

[74] ZHANG M X, DUAN C Q, ZANG Y Y, et al. The flavonoid composition of flavedo and juice from the pummelo cultivar [*Citrus grandis* (L.) Osbeck] and the grapefruit cultivar (*Citrus paradisi*) from China [J]. Food chemistry, 2011, 129 (4): 1530 –1536.

[75] MENCHERINI T, CAMPONE L, PICCINELLI A L, et al. HPLC-PDA-MS and NMR Characterization of a hydroalcoholic extract of *Citrus aurantium* L. var. *amara* peel with antiedematogenic activity [J]. Journal of agricultural and food chemistry, 2013, 61 (8): 1686 –1693.

[76] GATTUSO G, CARISTI C, GARGIULLI C, et al. Flavonoid glycosides in bergamot juice (*Citrus bergamia* Risso) [J]. Journal of agricultural and food chemistry, 2006, 54 (11): 3929 –3935.

[77] GOULAS V, MANGANARIS G A. Exploring the phytochemical content and the antioxidant potential of *Citrus* fruits grown in Cyprus [J]. Food chemistry, 2012, 131 (1): 39 –47.

[78] BARRECA D, BELLOCCO E, CARISTI C, et al. Elucidation of the flavonoid and furocoumarin composition and radical-scavenging activity of green and ripe chinotto (*Citrus* myrtifolia Raf.) fruit tissues, leaves and seeds [J]. Food chemistry, 2011, 129 (4): 1504 –1512.

[79] ZOU W, WANG YG, LIU H B, et al. Melitidin: a flavanone glycoside from *Citrus grandis* 'Tomentosa' [J]. Natural product communications, 2013, 8 (4): 457 –458.

[80] BALDI A, ROSEN R T, FUKUDA E K, et al. Identification of nonvolatile components in lemon peel by high-performance liquid chromatography with confirmation by mass spectrometry and diode-array detection [J]. Journal of chromatography A, 1995, 718 (1): 89 –97.

[81] DONDON R, BOURGEOIS P, FERY-FORGUES S. A new bicoumarin from the leaves and stems of *Triphasia trifolia* [J]. Fitoterapia, 2006, 77 (2): 129 –133.

[82] DUGO P, MONDELLO L, DUGO L, et al. LC-MS for the identification of oxygen heterocyclic compounds in citrus essential oils [J]. J Pharm Biomed Anal, 2000, 24 (1): 147 –154.

[83] ZHANG X Q, HU T T, WANG L, et al. A new coumarin from *Citrus grandis*

'Shatianyu' [J]. Biochemical systematics and ecology, 2012, 42: 124 –127.

[84] MERCOLINI L, MANDRIOLI R, FERRANTI A, et al. Quantitative evaluation of auraptene and umbelliferone, chemopreventive coumarins in *Citrus* fruits, by HPLC-UV-FL-MS [J]. Journal of agricultural and food chemistry, 2013, 61 (8): 1694 –1701.

[85] YANG W, YE M, LIU M, et al. A practical strategy for the characterization of coumarins in Radix Glehniae by liquid chromatography coupled with triple quadrupole-linear ion trap mass spectrometry [J]. Journal of chromatography A, 2010, 1217 (27): 4587 –4600.

[86] CHEN H F, ZHANG W G, YUAN J B, et al. Simultaneous quantification of polymethoxylated flavones and coumarins in *Fructus aurantii* and *Fructus aurantii immaturus* using HPLC-ESI-MS/MS [J]. Journal of pharmaceutical and biomedical analysis, 2012, 59: 90 –95.

[87] SUN C D, CHEN K S, CHEN Y, et al. Contents and antioxidant capacity of limonin and nomilin in different tissues of citrus fruit of four cultivars during fruit growth and maturation [J]. Food chemistry, 2005, 93 (4): 599 –605.

[88] TIAN Q G, SCHWARTZ S J. Mass Spectrometry and tandem mass spectrometry of citrus limonoids [J]. Analytical chemistry, 2003, 75 (20): 5451 –5460.

[89] FONG C H, HASEGAWA S, MIYAKE M, et al. Limonoids and their glucosides in valencia orange seeds during fruit growth and development [J]. Journal of agricultural and food chemistry, 1993, 41 (1): 112 –115.

[90] 李春, 向能军, 沈宏林, 等. 化橘红挥发油成分分析研究 [J]. 精细化工中间体, 2009, 39 (4): 65 –67.

[91] WANG Y C, CHUANG Y C, HSU H W. The flavonoid, carotenoid and pectin content in peels of citrus cultivated in Taiwan [J]. Food chemistry, 2008, 106 (1): 277 –284.

[92] LI P L, LIU M H, HU J H, et al. Systematic chemical profiling of *Citrus grandis* 'Tomentosa' by ultra-fast liquid chromatography/diode-array detector/quadrupole time-of-flight tandem mass spectrometry [J]. Journal of pharmaceutical and biomedical analysis, 2014, 90: 167 –179.

[93] 李颖仪, 蔡先东. 香豆素的药理研究进展 [J]. 中药材, 2004, 27 (3): 218 –222.

[94] 王贱荣, 董美玲, 郭跃伟. 芸香科柠檬苦素类化合物及其生物活性研究进展 [J]. 国际药学研究杂志, 2009, 36 (5): 321 –331, 365.

[95] CHEN J Z, WANG J M, XIE X Q. GPCR structure-based virtual screening ap-

proach for CB2 antagonist search [J]. Journal of chemical information and modeling, 2007, 47 (4): 1626 –1637.

[96] XIE X Q, CHEN J Z, BILLINGS E M. 3D structural model of the G-protein-coupled cannabinoid CB2 receptor [J]. Proteins-structure function and genetics, 2003, 53 (2): 307 –319.

[97] JAIN A N. Scoring noncovalent protein-ligand interactions: a continuous differentiable function tuned to compute binding affinities [J]. J. Comput. Aided-Mol. Des. , 1996, 10 (5): 427 –440.

[98] SYBYL-X 1. 3. Tripos International; S. Hanley Rd. , St. Louis, MO, 63144, USA: 2010. p. 1699.

[99] SCHUFFENHAUER A, FLOERSHEIM P, ACKLIN P, et al. Similarity metrics for ligands reflecting the similarity of the target proteins [J]. Journal of chemical information and computer sciences, 2003, 43 (2): 391 –405.

[100] MITCHELL J B. The relationship between the sequence identities of alpha helical proteins in the PDB and the molecular similarities of their ligands [J]. Journal of chemical information and computer sciences, 2001, 41 (6): 1617 –1622.

[101] BOSTRÖM J, HOGNER A, SCHMITT S. Do structurally similar ligands bind in a similar fashion? [J]. Journal of medicinal chemistry, 2006, 49 (23): 6716 –6725.

[102] WANG L, MA C, WIPF P, et al. TargetHunter: an *in silico* target identification tool for predicting therapeutic potential of small organic molecules based on chemogenomic database [J]. The AAPS journal, 2013, 15 (2): 395 –406.

[103] LIU MH, ZOU W, YANG C P, et al. Metabolism and excretion studies of oral administered naringin, a putative antitussive, in rats and dogs [J]. Biopharmaceutics & drug disposition, 2012, 33 (3): 123 –134.

[104] HUANG D W, SHERMAN B T, LEMPICKI R A. Systematic and integrative analysis of large gene lists using DAVID bioinformatics resources [J]. Nature protocols, 2009, 4 (1): 44 –57.

[105] HUANG D W, SHERMAN B T, LEMPICKI R A. Bioinformatics enrichment tools: paths toward the comprehensive functional analysis of large gene lists [J]. Nucleic acids research, 2009, 37 (1): 1 –13.

[106] QI M S, ELION E A. MAP kinase pathways [J]. Journal of cell science, 2005, 118 (16): 3569 –3572.

[107] STANEKOVA Z, ADKINS I, KOSOVA M, et al. Heterosubtypic protection against influenza A induced by adenylate cyclase toxoids delivering conserved HA2

subunit of hemagglutinin [J]. Antiviral Res, 2013, 97 (1): 24 – 35.

[108] 张紫萱. mTOR 在肺类癌中的研究进展 [J]. 中国肺癌杂志, 2013, 16 (1): 43 – 47.

[109] 李良昌, 金光玉, 郑明昱, 等. Rottlerin 在哮喘气道重塑模型中对 PKC-δ/ mTOR/NF-κB 信号通路的影响 [J]. 免疫学杂志, 2013, 29 (7): 588 – 592.

[110] FINIGAN J H, FARESS J A, WILKINSON E, et al. Neuregulin – 1 – human epidermal receptor – 2 signaling is a central regulator of pulmonary epithelial per-meability and acute lung injury [J]. Journal of biological chemistry, 2011, 286 (12): 10660 – 10670.

[111] YU H M, LI Q, KOLOSOV V P, et al. Regulation of cigarette smoke-induced mucin expression by neuregulin1 β/Erbb3 signalling in human airway epithelial cells [J]. Basic & clinical pharmacology & toxicology, 2011, 109 (1): 63 – 72.

[112] LI S. Mapping ancient remedies: applying a network approach to traditional Chi-nese medicine [J]. Science, 2015, 350 (6262): S72 – S74.

[113] 董宗祈. 支气管哮喘的肾上腺素能受体及其药物治疗 [J]. 中华儿科杂志, 2001, 39 (6): 56 – 58.

[114] 崔湧, 聂宏光, 王俊科, 等. 氯胺酮对大鼠气管平滑肌细胞 ATP 敏感钾电流的影响 [J]. 中华麻醉学杂志, 2006, 26 (5): 463 – 464.

[115] 鲜海英. β2 受体激动剂在急性肺损伤治疗中的研究进展 [J]. 实用医学杂志, 2013, 29 (12): 1889 – 1891.

[116] 李彬, 李红, 李凯, 等. 新鲜离体人肺中液体清除作用及其影响因素研究 [J]. 吉林医学, 2012, 33 (11): 2243 – 2244.

[117] BAGGERS J, RATZINGER G, YOUNG J W. Dendritic cells as immunologic ad-juvants for the treatment of cancer [J]. Journal of clinical oncology, 2000, 18 (23): 3879 – 3882.

[118] WEN B, ZHOU R, FENG Q, et al. IQuant: an automated pipeline for quantita-tive proteomics based upon isobaric tags [J]. Proteomics, 2014, 14 (20): 2280 – 2285.

[119] BROSCH M, YU L, HUBBARD T, et al. Accurate and sensitive peptide identi-fication with mascot percolator [J]. Journal of proteome research, 2009, 8 (6): 3176 – 3181.

[120] 周洋, 杨利峰, 尹晓敏, 等. 炎症复合体的激活及调控研究进展 [J]. 动物医学进展, 2015, 36 (8): 77 – 82.

[121] 孔伟, 张东亮, 刘文虎. 炎症状态时上皮细胞骨架调节的研究进展 [J]. 临

床实验医学杂志, 2011, 10 (1): 59 – 61, 64.

[122] PARK J Y, JUHNN Y S. cAMP signaling increases histone deacetylase 8 expression by inhibiting JNK-dependent degradation via autophagy and the proteasome system in H1299 lung cancer cells [J]. Biochemical and biophysical research communications, 2016, 470 (2): 336 – 342.

[123] QIAN M X, PANG Y, LIU C H, et al. Acetylation-mediated proteasomal degradation of core histones during DNA repair and spermatogenesis [J]. Cell, 2013, 153 (5): 1012 – 1024.

[124] IGNATOWICZ E, WOZNIAK A, KULZA M, et al. Exposure to alcohol and tobacco smoke causes oxidative stress in rats [J]. Pharmacological reports, 2013, 65 (4): 906 – 913.

[125] XIE Y Q, CHEN J M, LIU Y. Interaction of the CYP1A1 gene polymorphism and smoking in non-small cell lung cancer susceptibility [J]. Genet Mol Res, 2016, 14 (4): 19411 – 19417.

[126] LI W, SONG L Q, TAN J. Combined effects of CYP1A1 MspI and GSTM1 genetic polymorphisms on risk of lung cancer: an updated meta-analysis [J]. Tumour Biol, 2014, 35 (9): 9281 – 9290.

[127] BODDULURU L N, KASALA E R, MADHANA R M, et al. Naringenin ameliorates inflammation and cell proliferation in benzo (a) pyrene induced pulmonary carcinogenesis by modulating CYP1A1, NFkappaB and PCNA expression [J]. Int Immunopharmacol, 2016, 30: 102 – 110.

[128] GIORDANO L, DECEGLIE S, D'ADAMO P, et al. Cigarette toxicity triggers Leber's hereditary optic neuropathy by affecting mtDNA copy number, oxidative phosphorylation and ROS detoxification pathways [J]. Cell death & disease, 2015, 6 (12): e2021.

[129] SOHN S W, JUNG J W, LEE S Y, et al. Expression pattern of GSTP1 and GSTA1 in the pathogenesis of asthma [J]. Exp Lung Res, 2013, 39 (4 – 5): 173 – 181.

[130] HARJU T, MAZUR W, MERIKALLIO H, et al. Glutathione-S-transferases in lung and sputum specimens, effects of smoking and COPD severity [J]. Respir Res, 2008, 9: 80.

[131] XIANG P, HE R W, HAN Y H, et al. Mechanisms of housedust-induced toxicity in primary human corneal epithelial cells: oxidative stress, proinflammatory response and mitochondrial dysfunction [J]. Environ Int, 2016, 89 – 90: 30 – 37.

[132] FLETCHER M E, BOSHIER P R, WAKABAYASHI K, et al. Influence of glu-

tathione-S-transferase（GST）inhibition on lung epithelial cell injury：role of oxidative stress and metabolism［J］. Am J Physiol Lung Cell Mol Physiol，2015，308（12）：L1274 – 1285.

［133］ NEBERT D W，DALTON T P. The role of cytochrome P450 enzymes in endogenous signalling pathways and environmental carcinogenesis［J］. Nature reviews cancer，2006，6（12）：947 – 960.

［134］ SEIDEGARD J，EKSTROM G. The role of human glutathione transferases and epoxide hydrolases in the metabolism of xenobiotics［J］. Environ health perspect，1997，105（Suppl 4）：791 – 799.

［135］ KASA A，CSORTOS C，VERIN A D. Cytoskeletal mechanisms regulating vascular endothelial barrier function in response to acute lung injury［J］. Tissue barriers，2015，3（1 – 2）：e974448.

［136］ IVANOV A I. Actin motors that drive formation and disassembly of epithelial apical junctions［J］. Front Biosci，2008，13：6662 – 6681.

［137］ ABE K，TAKEICHI M. EPLIN mediates linkage of the cadherin-catenin complex to F-actin and stabilizes the circumferential actin belt［J］. Proceedings of the National Academy of Sciences of the United States of America，2008，105（1）：13 – 19.

［138］ 吴洁，张伟金，黄巧冰.肌球蛋白轻链激酶介导内皮细胞屏障功能变化的研究进展［J］.中国病理生理杂志，2015，31（3）：572 – 576.

［139］ LUO X G，ZHANG C L，ZHAO W W，et al. Histone methyltransferase SMYD3 promotes MRTF-A-mediated transactivation of MYL9 and migration of MCF – 7 breast cancer cells［J］. Cancer letters，2014，344（1）：129 – 137.

［140］ YAMAGUCHI M，KIMURA M，LI Z B，et al. X-Ray diffraction analysis of the effects of myosin regulatory light chain phosphorylation and butanedione monoxime on skinned skeletal muscle fibers［J］. Am J Physiol Cell Physiol，2016，310（8）：C692 – C700.

［141］ DE BOER W I，SHARMA H S，BAELEMANS S M I，et al. Altered expression of epithelial junctional proteins in atopic asthma：possible role in inflammation［J］. Canadian journal of physiology and pharmacology，2008，86（3）：105 – 112.

［142］ SHEHADEH L A，WEBSTER K A，HARE J M，et al. Dynamic regulation of vascular myosin light chain（MYL9）with injury and aging［J］. PLoS one，2011，6（10）：e25855.

［143］ LABROUSSE-ARIAS D，CASTILLO-GONZALEZ R，ROGERS N M，et al. HIF – 2alpha-mediated induction of pulmonary thrombospondin – 1 contributes to hypoxia-driven vascular remodelling and vasoconstriction [J]. Cardiovasc Res, 2016, 109 (1): 115 – 130.

[144] ISENBERG J S, HYODO F, MATSUMOTO K I, et al. Thrombospondin – 1 limits ischemic tissue survival by inhibiting nitric oxide-mediated vascular smooth muscle relaxation [J]. Blood, 2007, 109 (5): 1945 – 1952.

[145] GREEN D E, KANG B Y, MURPHY T C, et al. Peroxisome proliferator-activated receptor gamma (PPARγ) regulates thrombospondin – 1 and Nox4 expression in hypoxia-induced human pulmonary artery smooth muscle cell proliferation [J]. Pulm Circ, 2012, 2 (4): 483 – 491.

[146] CHENG H, CHEN T, TOR M, et al. A high-throughput screening platform targeting PDLIM5 for pulmonary hypertension [J]. J Biomol Screen, 2016, 21 (4): 333 – 341.

[147] BIRUKOVA A A, MENG F, TIAN Y, et al. Prostacyclin post-treatment improves LPS-induced acute lung injury and endothelial barrier recovery via Rap1 [J]. Biochim Biophys Acta, 2015, 1852 (5): 778 – 791.

[148] EBISUNO Y, KATAGIRI K, KATAKAI T, et al. Rap1 controls lymphocyte adhesion cascade and interstitial migration within lymph nodes in RAPL-dependent and independent manners [J]. Blood, 2010, 115 (4): 804 – 814.

[149] KORTHOLT A, REHMANN H, KAE H, et al. Characterization of the GbpD-activated Rap1 pathway regulating adhesion and cell polarity in *Dictyostelium discoideum* [J]. J Biol Chem, 2006, 281 (33): 23367 – 23376.

[150] SAKURAI A, FUKUHARA S, YAMAGISHI A, et al. MAGI – 1 is required for Rap1 activation upon cell-cell contact and for enhancement of vascular endothelial cadherin-mediated cell adhesion [J]. Molecular biology of the cell, 2006, 17 (2): 966 – 976.

[151] THURSTON G, BALDWIN A L, WILSON L M. Changes in endothelial actin cytoskeleton at leakage sites in the rat mesenteric microvasculature [J]. Am J Physiol, 1995, 268 (1 Pt 2): H316 – H329.

[152] 王昭, 周总光. 肌动蛋白在炎症反应中的作用 [J]. 中国微循环, 2002, 6 (2): 117 – 119.

[153] 鞠立霞, 周彩存. 整合素 β1 表达下调对非小细胞肺癌细胞迁移和黏附能力的影响 [J]. 肿瘤, 2010, 30 (3): 188 – 193.

[154] KIMMEL A R, PARENT C A. The signal to move: D-discoideum go orienteering [J]. Science, 2003, 300 (5625): 1525 – 1527.

[155] DI STEFANO A, CARAMORI G, GNEMMI I, et al. Association of increased

CCL5 and CXCL7 chemokine expression with neutrophil activation in severe stable COPD [J]. Thorax, 2009, 64 (11): 968 –975.

[156] TAKAOKA Y, GOTO S, NAKANO T, et al. Glyceraldehyde –3 – phosphate dehydrogenase (GAPDH) prevents lipopolysaccharide (LPS)-induced, sepsis-related severe acute lung injury in mice [J]. Scientific reports, 2014, 4: 5204.

[157] MILLET P, VACHHARAJANI V, MCPHAIL L, et al. GAPDH binding to TNF-alpha mRNA contributes to posttranscriptional repression in monocytes: a novel mechanism of communication between inflammation and metabolism [J]. J Immunol, 2016, 196 (6): 2541 –2551.

[158] 卢连军, 王锦玲, 黄维国, 等. 地塞米松对损伤面神经核中 MHC 抗原表达的影响 [J]. 第四军医大学学报, 1999, 20 (6): 82 –85.

[159] RANSOM R F, LAM N G, HALLETT M A, et al. Glucocorticoids protect and enhance recovery of cultured murine podocytes via actin filament stabilization [J]. Kidney international, 2005, 68 (6): 2473 –2483.

[160] FIELD S K. Roflumilast, a Novel Phosphodiesterase 4 Inhibitor, for COPD patients with a history of exacerbations [J]. Clin Med Insights Circ Respir Pulm Med, 2011, 5: 57 –70.

[161] 肖殿模. 环核苷酸和血管平滑肌功能的调节 [J]. 生理科学进展, 1988, 19 (2): 167 –169.

[162] 王敬敬, 董金华. 罗氟司特 [J]. 中国药物化学杂志, 2011, 21 (4): 332.

[163] RAHMAN I, MACNEE W. Oxidative stress and regulation of glutathione in lung inflammation [J]. Eur Respir J, 2000, 16 (3): 534 –554.

[164] NEWTON R, HOLDEN N S, CATLEY M C, et al. Repression of inflammatory gene expression in human pulmonary epithelial cells by small-molecule κB kinase inhibitors [J]. J Pharmacol Exp Ther, 2007, 321 (2): 734 –742.

[165] 叶新民, 刘春丽, 钟南山, 等. 感染后咳嗽及其神经源性炎症机制研究进展 [J/OL]. 中华哮喘杂志 (电子版), 2010, 4 (5): 388 –391.

[166] 邓伟吾. 咳嗽的发生机制与临床 [J]. 内科理论与实践, 2006, 1 (1): 50 –53.

[167] MUTOH T, BONHAM A C, JOAD J P. Substance P in the nucleus of the solitary tract augments bronchopulmonary C fiber reflex output [J]. American journal of physiology-regulatory integrative and comparative physiology, 2000, 279 (4): R1215 –R1223.

[168] LEE L Y. Respiratory sensations evoked by activation of bronchopulmonary C-fibers [J]. Respir Physiol Neurobiol, 2009, 167 (1): 26 –35.

[169] LEE L Y, LIN Y S, GU Q H, et al. Functional morphology and physiological properties of bronchopulmonary C-fiber afferents [J]. Anatomical record part a-discoveries in molecular cellular and evolutionary biology, 2003, 270A (1): 17－24.

[170] GAO S, LI P B, YANG H L, et al. Antitussive effect of naringin on experimentally induced cough in guinea pigs [J]. Planta medica, 2011, 77 (1): 16－21.

[171] PINHO-RIBEIRO F A, ZARPELON A C, FATTORI V, et al. Naringenin reduces inflammatory pain in mice [J]. Neuropharmacology, 2016, 105: 508－519.

[172] ALCORN J F, RINALDI L M, JAFFE E F, et al. Transforming growth factor β1 suppresses airway hyperresponsiveness on allergic airway disease [J]. American journal of respiratory and critical care medicine, 2007, 176 (10): 974－982.

[173] HALWANI R, AL-MUHSEN S, AL-JAHDALI H, et al. Role of transforming growth factor β in airway remodeling in asthma [J]. American journal of respiratory cell and molecular biology, 2011, 44 (2): 127－133.

[174] ROSENDAHL A, CHECCHIN D, FEHNIGER T E, et al. Activation of the TGF-β/activin-Smad2 pathway during allergic airway inflammation [J]. American journal of Respiratory Cell and Molecular Biology, 2001, 25 (1): 60－68.

[175] WILLIAMS A E, HUMPHREYS I R, CORNERE M, et al. TGF-β prevents eosinophilic lung disease but impairs pathogen clearance [J]. Microbes and infection, 2005, 7 (3): 365－374.

[176] WAN M, LI C J, ZHEN G H, et al. Injury-activated transforming growth factor β controls mobilization of mesenchymal stem cells for tissue remodeling [J]. Stem cells, 2012, 30 (11): 2498－2511.

[177] CHIESA S, MORBELLI S, MORANDO S, et al. Mesenchymal stem cells impair in vivo T-cell priming by dendritic cells [J]. Proceedings of the National Academy of Sciences of the United States of America, 2011, 108 (42): 17384－17389.

[178] OU-YANG H F, HUANG Y, HU X B, et al. Suppression of allergic airway inflammation in a mouse model of asthma by exogenous mesenchymal stem cells [J]. Experimental biology and medicine, 2011, 236 (12): 1461－1467.

[179] ROJAS M, XU J G, WOODS C R, et al. Bone marrow-derived mesenchymal stem cells in repair of the injured lung [J]. American journal of respiratory cell and molecular biology, 2005, 33 (2): 145－152.

[180] SUN Z R, WANG Y J, GONG X M, et al. Secretion of rat tracheal epithelial cells induces mesenchymal stem cells to differentiate into epithelial cells [J]. Cell biology international, 2012, 36 (2): 169－175.

[181] UCCELLI A, MORETTA L, PISTOIA V. Mesenchymal stem cells in health and

disease [J]. Nature reviews immunology, 2008, 8 (9): 726 – 736.

[182] IL KIM S, KWAK J H, WANG L, et al. Protein phosphatase 2A is a negative regulator of transforming growth factor-β1-induced TAK1 activation in mesangial cells [J]. Journal of biological chemistry, 2008, 283 (16): 10753 – 10763.

[183] MENG X M, ZHANG Y, HUANG X R, et al. Treatment of renal fibrosis by rebalancing TGF-β/Smad signaling with the combination of asiatic acid and naringenin [J]. Oncotarget, 2015, 6 (35): 36984 – 36997.

[184] KASALA E R, BODDULURU L N, MADANA R M, et al. Chemopreventive and therapeutic potential of chrysin in cancer: mechanistic perspectives [J]. Toxicology letters, 2015, 233 (2): 214 – 225.

[185] LOTITO S B, FREI B. Dietary flavonoids attenuate tumor necrosis factor α-induced adhesion molecule expression in human aortic endothelial cells. Structure-function relationships and activity after first pass metabolism [J]. J Biol Chem, 2006, 281 (48): 37102 – 37110.